DR. ÍTALO RACHID

MEDICINA DO
FUTURO
NO PRESENTE

*OS SEGREDOS
DA LONGEVIDADE
SAUDÁVEL*

2024

Todos os direitos reservados
Copyright © 2019 by Editora Pandorga

Direção Editorial
Silvia Vasconcelos
Produção Editorial
Equipe Editorial Pandorga
Preparação
Jéssica Gasparini Martins
Revisão
Tatiana Almeida Ventura
Diagramação
Vanúcia Santos (Design Editorial)
Capa
Lumiar Design

Texto de acordo com as normas do Novo Acordo Ortográfico da Língua Portuguesa (Decreto Legislativo nº 54, de 1995)

DADOS INTERNACIONAIS DE CATALOGAÇÃO NA PUBLICAÇÃO (CIP
Bibliotecária responsável: Aline Graziele Benitez CRB-1/3129

R871m   Rachid, Ítalo
1.ed.   Medicina do futuro no presente / Ítalo Rachid. –
         1.ed. – São Paulo: Vital, 2019.
         168 p.; il.; 16 x 23 cm.

         Inclui bibliografia.
         ISBN: 978-65-80489-04-6

         1. Medicina. 2. Medicina preventiva. 3. Longevidade.
      4. Saúde. 5. Prevenção. I. Título   CDD 614

Índice para catálogo sistemática:
1. Medicina: medicina preventiva
2. Longevidade: saúde: prevenção

2024
IMPRESSO NO BRASIL
PRINTED IN BRAZIL
DIREITOS CEDIDOS PARA ESTA EDIÇÃO À
EDITORA PANDORGA
RODOVIA RAPOSO TAVARES, KM 22
GRANJA VIANA – COTIA – SP
Tel. (11) 4612-6404
www.editorapandorga.com.br

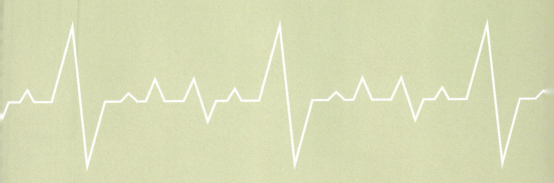

EU SOU MÉDICO E MEU COMPROMISSO É PROMOVER SAÚDE.
Ítalo Rachid

A CURA ESTÁ LIGADA AO TEMPO E ÀS VEZES TAMBÉM ÀS CIRCUNSTÂNCIAS.

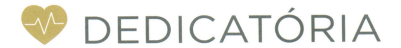

DEDICATÓRIA

Palavras a um gigante...

Por vezes a vida nos escancara de forma abrupta e inesperada a verdade mais óbvia, porém comumente negligenciada diante da rotina veloz: somos finitos.

Mesmo ao exercer a atividade médica, na qual a biologia é sempre presente, não raramente nos esquecemos de que o mais precioso dom que recebemos do espírito é a oportunidade de viver cada novo dia.

Tudo mais é passageiro, efêmero. O externo, invariavelmente, se esvai em algum momento. Uma vez que o sangue não mais corre nas veias, o coração deixa de bater, todas as demais urgências terminam. As posses não possuem mais valor algum. Aos que ficam, restam as memórias e, aos gigantes, o legado da obra que foi sua passagem pela terra.

Escrevo essas palavras com aperto no peito, sintoma propício da emoção que preenche a alma. Não haveria outra forma de assinar este livro, senão agradecendo a meu querido amigo, amado José Luiz Verde, ou simplesmente Verde, que recentemente nos deixou.

Dedico-lhe as linhas aqui descritas como uma forma de honrar a pessoa de sorriso fácil, alma leve e espiritualidade aguçada que fostes. E eternamente serás, em nossa lembrança.

Aqui, falo sobre a composição do ser humano e a urgente necessidade de olharmos para ele com carinho, valorizando e honrando sua história. É precisamente isso que precisamos fazer diante da árdua missão de transformar a medicina atual. Seguirei vivendo e agindo de acordo com tal premissa, eternamente inspirado por sua história.

A história de um médico com o coração do tamanho deste universo que, um dia, corajosamente, abdicou de uma prática sólida e bem sucedida na cirurgia cardíaca e torácica, na qual era uma referência no país, para se atirar feito menino em uma nova aventura.

Uma aventura cujo objetivo era não mais simplesmente tratar a doença. Seu grande desafio, a partir daquele momento, foi começar a tratar a saúde. E, para tanto, não media esforços.

Matou leões e dinossauros carcomidos por verdades ultrapassadas. Lutou bravamente pelo que acreditava, por esse novo modelo de medicina, para ajudar um colega menos experiente a levar a palavra certa, forjada na força da convicção da sua fé inabalável.

Somente os gigantes de espírito são capazes de tais feitos. E como necessitamos de gigantes de espírito frente aos desafios do atual momento! Sua partida de forma abrupta e extemporânea deixou, dentro de cada um de nós, uma cratera impreenchível em nossas almas e nos nossos corações. Mas, mesmo em meio à dor, encontramos na sua lembrança motivação para continuar.

"Minha vida é minha mensagem ao mundo", diz a frase atribuída a Gandhi. A sua, querido amigo, certamente o foi. E sempre será, pois agora reforço minha missão de propagar esse legado diariamente rumo a uma medicina mais ética, íntegra e justa.

Que daí de onde estás, possas velar, orar e abençoar a todos nós, que aqui continuamos, honrando e perpetuando o seu legado!

Do seu amigo,
ÍTALO

SUMÁRIO

INTRODUÇÃO • 11

O GRUPO LONGEVIDADE SAUDÁVEL • 15

A IDEIA É MUITO SIMPLES... • 21

DE SAÍDA... • 25

CARRO VELHO • 39

NOSSO SISTEMA ENDÓCRINO • 57

VITAMINA D E CAMA! • 73

PAUSAS • 89

INFLAMAÇÃO CRÔNICA SUBCLÍNICA • 99

HCG NÃO É EMAGRECEDOR • 111

REMODELANDO • 123

A NOVA MEDICINA • 131

GLOSSÁRIO • 155

REFERÊNCIAS • 163

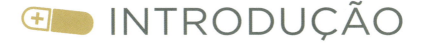

INTRODUÇÃO

Seja hipocondríaco.

Esperar adoecer para depois buscar um tratamento não é mais aceitável, nem mesmo o caminho para a manutenção da saúde. Esperar que sintomas apareçam, para depois buscar a medicina curativa é o mesmo que esperar o ônibus passar, para só depois fazer o sinal para que pare. Não vai parar. O motorista sequer irá lhe ver pelo retrovisor.

A medicina evoluiu. Mas há um problema relacionado a essa evolução: é a velocidade com que o conhecimento, as novas descobertas, as novas tecnologias, novos protocolos de saúde e as maneiras de detectar problemas precocemente são aplicados no dia a dia. Estudos mostram que leva em torno de 17 anos para que um novo conhecimento médico, uma nova estratégia terapêutica, um novo exame, seja incorporado e utilizado na prática clínica diária. Isso quer dizer que a maioria dos médicos está aplicando hoje, em pleno século XXI, um modelo de medicina baseada em verdades que eram concretas no final do século 20, século passado. Boa parte do modelo de medicina praticado hoje não tem mais sustentação à luz dos novos conceitos e novas biotecnologias. Isso é o que nós chamamos de medicina translacional, um campo de estudo que visa agilizar a transferência de resultados diretamente da pesquisa para a prática do dia a dia, a fim de produzir benefícios para a comunidade como um todo.

Nós não estamos conseguindo transferir para o dia a dia os avanços da ciência com as novas biotecnologias, como a terapia genética, o mapeamento de polimorfismos genéticos, as terapias com células-tronco de pluripotência induzida, o equilíbrio hormonal e a identificação dos marcadores da inflamação crônica subclínica, entre outros. A maioria das pessoas, inclusive os médicos, vive bem distante desses conhecimentos.

O descompasso entre a medicina que se pratica nas clínicas, nos consultórios, nos hospitais é tão grande que, pra você ter uma dimensão, basta dizer que todo conhecimento que nós obtivemos em medicina nos últimos 10 mil anos vai ser duplicado nos próximos três anos. O que isso significa? Que daqui a três anos nós estaremos sabendo o dobro do que levamos 10 mil anos para aprender. E outro detalhe que mostra a velocidade dos avanços: 55% do que um estudante de medicina aprende, desde quando entra na faculdade até a metade do curso, já está completamente ultrapassado.

E aí nós chegamos a um paradoxo: o conhecimento científico avança muito rápido ao passo que sua aplicação é muito lenta.

Por isso, estamos propondo um novo modo de praticar a medicina, chamado "ciências da longevidade humana", cujo propósito é contribuir com a manutenção da qualidade de vida, promovendo mecanismos que possibilitem às pessoas alcançarem saúde pelo maior tempo possível.

Assim como você leva um carro para a oficina para fazer revisões de rotina, também nosso corpo precisa de uma medicina preventiva, que antecipe o que está acontecendo e o que vai acontecer com seu organismo no futuro.

Já não basta ir ao médico do "postinho" fazer uma consulta – até porque, se você "não tem nada", ele possivelmente nem vá lhe atender. É preciso que o médico que esteja lhe consultando entenda, realmente, como funciona fisiologicamente seu corpo.

QUAL É A SUA PREDISPOSIÇÃO GENÉTICA?
QUAL SEU ESTILO DE VIDA?
QUAL O AMBIENTE EM QUE VOCÊ VIVE?

A resposta a essas perguntas, aliada a um conhecimento das causas que realmente podem provocar as doenças e impactar na qualidade da vida e do envelhecimento, é que podem lhe propiciar um novo conceito de vida e um novo caminho.

A principal doença do século não é o câncer ou as doenças do coração... Nada disso. A doença do século é a ignorância, cujo prognóstico pode ser absolutamente mortal.

A falta de acesso à informação de qualidade que permita tomar decisões com sabedoria e, assim, fazer escolhas que gerem saúde e não doença, tem assolado grande pare da nossa sociedade moderna e, com isso, provocado um enorme desequilíbrio em todos os sistemas de saúde (público e privados), com custos cada vez mais altos.

O modelo de medicina meramente "curativo", centralizado apenas na doença, mais nos afasta da saúde do que nos aproxima dela. Já observaram o quanto é comum uma pessoa viver anos à base de medicamentos, que servem apenas para controlar sintomas das chamadas patologias "crônicas"? São remédios para "curar" um organismo intoxicado por outros "remédios". Um ciclo danoso que só tem um resultado: comprometer a qualidade de vida do ser humano. Afinal, de que adianta viver mais anos, sem qualidade de vida? No contexto das Ciências da Longevidade Humana, a proposta é promover um olhar voltado às especificidades de cada ser humano, tendo como alvo a promoção de saúde em lugar de focar apenas na doença.

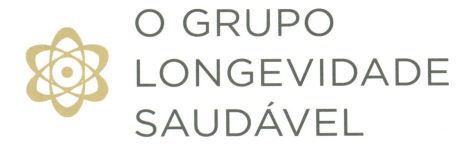

O GRUPO LONGEVIDADE SAUDÁVEL

A Ciência da Longevidade surgiu nos Estados Unidos, no início dos anos 1990, com um grupo de 12 médicos que se reuniram para pensar na possibilidade de promover uma forma diferente de viver e de envelhecer. Esses profissionais começaram a pensar "fora da caixa" e colocar em prática a máxima que diz "se você quer resultados diferentes, tenha atitudes diferentes". Ou seja, diferentemente da medicina tradicional, a ideia era que, ao invés de esperar pelo surgimento de sintomas e/ou da manifestação da doença, os médicos deveriam passar a intervir na vida das pessoas muito tempo antes dos problemas se manifestarem. E dessa maneira, com uma estratégia de atuação diferente, ser possível detectar a perspectiva de haver uma doença, antes de ela surgir, e com isso, conseguir um novo desfecho.

A medicina tradicional está vivendo um paradoxo: ao mesmo tempo em que evolui – tanto em estudos científicos, quanto novas tecnologias diagnósticas e terapêuticas –, ainda não conseguiu dar um passo significativo à frente, no sentido de se reduzir a incidência das doenças.

Vamos voltar no tempo: a aproximadamente 20 séculos atrás, na Roma Antiga, a expectativa de vida era muito baixa. Há dois mil anos, no início da era cristã, segundo dados demográficos daquele período, as guerras, as doenças epidêmicas, catástrofes da natureza e desconhecimento de como prevenir doenças endêmicas e pestes permitiam que se vivesse em média 25 a 28 anos somente.

Em 1900, isto é, 19 séculos mais tarde, a esperança de vida do ser humano na face da terra havia aumentado para algo em torno de 43 a 46 anos de vida, em média. Demoramos 1900 para duplicarmos o tempo de vida. No século passado a expectativa de vida do ser humano aumentou em torno de 20 anos, atingindo 60 a 65 anos como média mundial. Isto significa que em menos de um século acrescentamos mais 20 anos de vida, enquanto que antes demoramos nada mais nada menos que 1900 anos para isso!

Agora veja você como tudo vem sendo acelerado: no Brasil, a expectativa de vida aumentou 17,9% entre 1980 e 2013, passando de 62,7 para 73,9 anos, o que representa um acréscimo real de 11,2 anos, segundo o Programa das Nações Unidas para o Desenvolvimento (PNUD) da ONU. Números divulgados pelo Instituto Brasileiro de Geografia e Estatística (IBGE) mostram que, em 2014 essa expectativa de vida ao nascer no Brasil já havia passado para 74,6 anos.

Em 2018, a expectativa no Brasil (que era de 50 anos na década de 40) já alcançava em torno de 77 anos idade. Já nos países mais desenvolvidos, esse indicador chegava a 80/84 anos de idade.

A perspectiva é que dentro de poucas décadas, finalmente, alcancemos os três dígitos. É isso mesmo, nos próximos 20 a 30 anos essa expectativa deve subir para 100 a 110 anos. A longevidade pode sim ser um grande ganho para a humanidade.

Mas há desafios.

1. Expectativa de vida não quer dizer saúde.

2. É matematicamente impossível manter a base de sustentação econômica com as pessoas se retirando do mercado de trabalho aos 55-60 anos de idade, e vivendo outro tanto, com doenças cada dia mais comuns, tomando cada vez mais medicamentos.

Na Europa esse cenário já é uma realidade. É o continente que mais tem idosos no mundo. Dentre os países europeus, Portugal envelheceu mais do que a média dos outros países da União Europeia, segundo a base de dados estatísticos da Pordata (Base de Dados Portugal Contemporâneo).

Aqui, mais próximo de nós, temos Cuba. Com a economia aberta recentemente, vem enfrentando o grande desafio econômico do envelhecimento populacional. A taxa de fecundidade no país está diminuindo e isso está elevando a carga social sobre a população economicamente ativa, num momento em que o governo cubano afasta 20 por cento da sua força de trabalho do setor público (que é o maior setor gerador de renda daquele país).

A boa notícia, em meio a tantas inseguranças, talvez seja justamente o fato de que a medicina parece acompanhar cada vez mais esse processo de mudança, descobrindo novas formas de se envelhecer com saúde e viver por mais tempo (e com qualidade), como no caso das Ciências da Longevidade Humana.

Mas não há como manter um sistema econômico em que o número de contribuintes é menor que quem recebe contribuição.

A comissão da ONU, que promove estudos sobre essa questão do envelhecimento mundial, chegou à conclusão de que por volta do ano 2050-2060 o mundo desenvolvido vai chegar numa relação entre trabalhadores e aposentados aproximadamente de 1.05 aposentados para 0.97 trabalhadores.

Fica muito claro aonde é que isso tudo vai chegar.

Se continuarmos assim, nós não vamos ter saúde, nem lastro econômico para manter a sustentação e o crescimento de nenhuma sociedade em que haja mais pessoas recebendo, do que contribuindo. Essa conta não fecha!

Para isso é que há a necessidade de se redesenhar a medicina, não apenas para aquele indivíduo que se desenvolve, estuda, se qualifica para ser um bom tratador, um interventor nas doenças ou na emergência, atacando os problemas à medida que eles surgem, mas para toda a população, e é esse o objetivo deste livro.

Nós estamos construindo uma nova linha, uma nova geração de profissionais médicos capazes de tratar a saúde e não apenas a doença, rompendo barreiras e quebrando paradigmas!

Eu não estou desmerecendo, nem criticando o médico que dedica sua vida às intervenções terapêuticas. O que estou dizendo é que esperar o corpo gritar e desmantelar para depois correr atrás de uma solução, de uma cura, não pode mais ser a única forma de praticar medicina. O que estamos propondo é a formação de profissionais médicos, capazes de manter pessoas saudáveis.

Esse é o propósito que motivou no início dos anos 1990 o surgimento desse movimento que hoje está implementado em 117 países, sendo representado por mais de 300 mil médicos cientistas e pesquisadores – entre eles, esse médico que vos fala!

No Brasil, o movimento foi introduzido no final dos anos 1990, e a partir daí, começou-se a desenvolver um programa educacional que tem possibilitado aproximar o médico de um conteúdo sistemático, no qual ele pode conhecer os fundamentos desse novo modelo de medicina, focado na saúde e manutenção da qualidade de vida, e não apenas na doença. Então, no ano 2000, nasceu este grupo que eu represento na condição de diretor científico, o chamado "Grupo Longevidade Saudável".

O Grupo Longevidade Saudável é composto atualmente por aproximadamente 8.000 médicos, de 32 especialidades diferentes, que têm como foco essencialmente tratar a saúde, mantendo as pessoas saudáveis pelo maior tempo que for possível, começando a aplicar esses protocolos nas suas vidas o mais cedo e estendendo os benefícios desse modelo pelo maior tempo que for possível.

Mais de 2,5 milhões de pessoas já foram beneficiadas por esse novo modelo de medicina que é solidamente embasado em trabalhos científicos de boa qualidade e que, como eu disse, não é excludente da medicina tradicional. Pelo contrário, ele integra o conhecimento, permitindo aumentar as chances para que as doenças se mantenham o mais longe possível e que as pessoas possam viver com qualidade, não apenas ao longo do processo de envelhecimento, mas em todas as fases da vida.

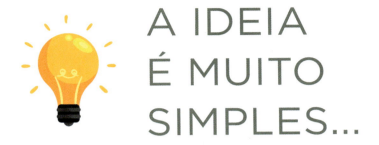

A IDEIA É MUITO SIMPLES...

... como são simples as coisas que realmente funcionam.

Lembra que lá atrás eu fiz uma comparação entre seu corpo e um carro?

O carro tem ano de fabricação, não tem? Se você tem um carro 2018 ou 2010, significa que seu veículo foi fabricado em um destes anos. E como você faz? Usa o carro até que ele quebre e só então procura uma oficina para consertar (tem gente que faz isso, mas é só dor de cabeça, não é mesmo?)? O certo é fazer as revisões de acordo com as orientações do manual do proprietário, não é?

Você leva o carro na concessionária, deixa lá um ou dois dias e quando ele sai de lá você tem um carimbo no manual, confirmando que ele foi revisado e está em plena condição de uso.

Com a gente é a mesma coisa. Nosso ano de fabricação é o ano em que nascemos. A diferença é que nós não temos manual do proprietário e nem concessionária para carimbá-lo, atestando que nosso corpo está em plenas condições de funcionamento.

Veja: nós submetemos esta máquina chamada automóvel a um processo regular de manutenção preventiva, visando aumentar as possibilidades de que esse carro tenha uma vida útil mais longa e com menos chance de apresentar um defeito, uma pane ou um problema de alta complexidade; por que então não fazemos o mesmo com essa outra máquina, chamada corpo humano, que é infinitamente mais complexa, sensível e delicada? Sem falar, vital!

A maioria das pessoas tem dificuldade de compreender que nosso organismo opera como uma engrenagem, tal qual a um automóvel, sendo altamente suscetível e vulnerável a um programa de manutenção preventiva.

E é para isso que eu quero chamar sua atenção ao longo desse livro.

Os avanços da medicina, das novas biotecnologias, de novos conhecimentos, mostram que a maioria das situações e disfunções que levam o indivíduo a ter riscos de adoecer ao longo da sua vida pode ser previsível e evitável, se o corpo for submetido a um processo regular e recorrente de revisões preventivas.

— Mas, doutor, como funciona esse processo de revisão?

Pois bem. Pra ficar fácil de entender: o ano em que eu nasci, o ano em que você nasceu, é uma variável que não pode ser modificada, mas o estado de conservação do seu corpo **pode (e deve)**.

Nossa idade cronológica, ou tempo de fabricação, não anda paralelamente, no mesmo modo, nem na mesma direção e sequer no mesmo sentido que idade biológica (estado de conservação). Há uma série de fatores que vão compor essa equação. Estilo de vida, exposição a determinados fatores do meio ambiente, a sua genética, a sua idade cronológica etc. Nenhum de nós, na prática, envelhece no mesmo ritmo ou na mesma velocidade. A velhice é, na verdade, extremamente heterogênea.

Algumas pessoas começam o processo de envelhecimento próximo de seus 25 anos de idade de maneira muito mais intensa, enquanto outras de forma mais suave. Assim, nenhum de nós, mesmo tendo a mesma idade cronológica, tem o mesmo estado de conservação, que é o que nós chamamos de idade biológica.

IDADE CRONOLÓGICA
É O TEMPO CONTADO A PARTIR DO MOMENTO
EM QUE NASCEMOS

IDADE BIOLÓGICA
CONSISTE NO ESTADO DE CONSERVAÇÃO
DE NOSSO CORPO.

O que nós procuramos é identificar os elementos e as situações que vão interferir no estado de conservação e adotar um programa individual de manutenção da qualidade de vida.

Estamos propondo um modelo de medicina personalizado, no qual nós possamos identificar essas variáveis e utilizar todas as ferramentas em favor da qualidade de vida e da otimização da idade biológica, levando em consideração as especificidades de cada ser humano.

Precisamos mudar todos os paradigmas da relação médico-paciente. Quando eu recebo uma paciente em meu consultório e pergunto:

— Bom dia, dona Fátima, o que a senhora está sentindo?

Já não estou praticando uma medicina preventiva, mas a curativa.

Precisamos acabar com essa cultura de que, quem vai ao médico sem sentir nada, "vai mexer no que está quieto", "vive atrás de doença", "quem procura acha", é hipocondríaco etc.

Temos que inverter isso! Temos que ser sim hipocondríacos sim! Hipocondríacos às avessas. Caçadores de saúde, e não da doença!

A ideia de que, se eu não sinto nada, eu sou saudável, é muito perigosa. A partir dessa crença, nós assumimos uma relação altamente danosa com nossa saúde. Vários livros que tratam da saúde trazem esse conceito perturbador, de que saúde é a ausência de doenças. Isso está muito longe de ser verdade. Isso está muito, mas muito distante de representar saúde.

O simples fato de eu acordar pela manhã e não ter nada perceptível aos meus cinco sentidos, não me permite concluir que eu sou saudável.

SAÚDE NÃO É AUSÊNCIA DE DOENÇAS OU DORES. SAÚDE É UM ESTADO PLENO, ONDE MEU METABOLISMO, CORPO, ALMA E A MENTE ESTÃO INTEGRADOS DE MODO A PRODUZIR O MÁXIMO DE BEM-ESTAR COM O MÍNIMO DE ESFORÇO.

Eu não sinto nada, não percebi nenhum sinal, sintoma ou problema aparente então para que ir ao médico? É até compreensível esse pensamento e atitude, visto que por anos fomos condicionados a ter na figura do médico o sinônimo de "doença". Alguém a quem deveríamos procurar apenas quando algo estivesse errado. Entretanto, muitas vezes, quando sentimos, já perdemos a oportunidade de prevenir. E é essa mudança de percepções e de conceitos que eu lhe convido a praticar junto comigo a partir daqui.

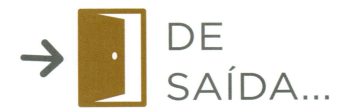

DE SAÍDA...

Mais de 40% da população dos Estados Unidos já se beneficia da medicina longevidade.

A medicina do passado, aquela em que o médico era treinado para esperar que você ficasse doente, para então propor um tratamento à base de medicamentos, que mais interessavam aos fabricantes que a seu organismo, está começando a ruir as suas bases.

A saúde humana não pode mais ficar sujeita apenas aos interesses econômicos e nem você, esperando que seu corpo caia aos pedaços para depois encontrar um médico, que somente vai lhe dizer o óbvio: "você está doente e isso é decorrente da idade". Então, prescreve vários medicamentos que apenas controlam sintomas, jamais lhe devolverão a saúde!

Quer um exemplo? Em 2010, o médico americano John Rengen Virapen publicou um livro que pouquíssimas pessoas conhecem. O título é *Side Effects: Death. Confessions of a Pharma-Insider*. Esse livro nunca foi traduzido para o português e nem será. Aliás, se você pesquisar na internet, vai encontrar pouca coisa sobre o Dr. Virapen. Isso porque ele foi banido, apagado do mundo pela ousadia de denunciar o que é óbvio: os remédios matam mais do que guerras!

Depois de trabalhar por 35 anos como diretor de uma fábrica de remédios, o Dr. Virapen publicou um livro que, se fosse traduzido para nosso idioma, teria, mais ou menos o seguinte título: "Efeitos colaterais: morte. Confissões de um gerente das grandes multinacionais arrependido". No livro ele revela os bastidores de alguns segmentos da indústria farmacêutica, a corrupção e co-optação de médicos, a ocultação dos dados estatísticos que, se divulgados acabariam com o setor e assim por diante.

Aí você pode falar: "ah... isso é coisa de americano". Pois não é. É mundial. No mesmo ano, o programa Fantástico, da Rede Globo, divulgou uma reportagem que deve ter custado caro ao departamento comercial da empresa. Na matéria, usando uma câmera escondida, o repórter mostrava quanto alguns médicos ganham para lhe indicar o remédio A e não o B, a farmácia Y e não a X, e assim por diante. Eu digo que a Globo deve ter tido prejuízo porque a indústria farmacêutica gasta bilhões por ano em propaganda e reage muito mal quando se fala a verdade sobre alguns aspectos do seu *modus operandi*.

O número de reações sérias e mortes causadas por medicamentos nos Estados Unidos aumenta em média 30% a cada ano, segundo a organização não governamental Instituto para Práticas Seguras no Uso dos Medicamentos (ISMP, na sigla inglesa), que monitora a indústria farmacêutica. Não há muita informação sobre quantas pessoas vão a óbito todos os anos, nem nos Estados Unidos, nem em qualquer parte do planeta.

A razão disso? Está no livro do Dr. Virapen. Ele conta por exemplo, que a indústria farmacêutica gasta em média cerca de US$ 40 mil dólares por ano, com cada médico em atividade, para convencê-los a prescrever os seus produtos. Ele mostra

De saída...

que 75% dos principais cientistas da área médica estão na folha de pagamento da indústria farmacêutica que, por sua vez, faz campanhas de marketing caríssimas para divulgar doenças inventadas, visando expandir o mercado dos seus produtos.

Felizmente, com a velocidade de comunicação oriunda das redes sociais e a universalidade do acesso à informação, as pessoas começaram a ter um despertar de consciência para o fato de que, em muitos casos, estão sendo enganadas para comprar remédios que servirão não para curar doenças, mas sim, para mantê-las doentes.

Muitas vezes, a mulher adentra no consultório médico e informa:

— Doutor, parei de menstruar, o que é que eu faço?

O profissional olha para aquela pilha de exames que ela fez e diz:

— Isso é da idade, isso é da idade, isso é da idade. Você está velha, vá para casa fazer crochê.

A paciente sai da consulta, entra no Google e descobre que na medida em que perde a produção dos hormônios ovarianos, aumenta a resistência à insulina, aumenta atividade fibrinolítica (que favorece a formação de coágulos sanguíneos) entre muitos outros problemas. Vai saber que quando há uma queda de estradiol, por exemplo, o corpo tem que buscar esse hormônio em algum lugar.

O ESTRADIOL EXERCE MAIS DE
400 FUNÇÕES DE REPARO
E ANABÓLICAS NO CORPO DA MULHER.

Sabe o que acontece quando esse hormônio desaparece? É igual quando ocorre uma seca: você vai procurando água em todos os lugares. Assim é o corpo humano. E o mecanismo de busca do estradiol é o SHBG (Sex Hormone-Binding Globulin ou em português, Globulina Transportadora de Hormônios Sexuais). Essa proteína tem a função de buscar hormônio onde houver, porque é crítica a manutenção desses chamados hormônios circulantes. E o SHBG se eleva em duas situações: quando há hormônio faltando ou sobrando. E é obvio que uma mulher de 40 anos ou mais, com SHBG alto, está com deficiência hormonal.

O aumento do SHBG no corpo dispara um alarme de crise. E o que o corpo faz? Enquanto o SHBG não encontra estradiol, enquanto não é resolvida a crise, ele passa a economizar energia. E faz isso aumentando a resistência à insulina, para que a glicose seja desviada da rota natural, que é entrar na célula. Sem função, a glicose volta para o sangue e vai procurar os adipócitos, que são células com alta capacidade de armazenar energia.

Com isso, a queda de hormônios acaba provocando armazenamento de energia nos adipócitos, ganho de peso e, finalmente, obesidade. E quanto mais engorda, mais inflamação e quanto mais inflamação, maior disfunção endotelial, e isso vai gerar maior risco de problemas cardiovasculares, hipertensão arterial, diabetes etc. Simples assim: caem hormônios, aumenta o risco cardiovascular. É como um "efeito dominó", quando uma peça cai e as demais vão despencando, uma a uma.

O doutor Google vai dizer que o que você tem não é velhice, mas uma cascata de eventos provocada pela queda hormonal. E, de fato, muitos médicos podem não fazer ideia de que os níveis de hormônios circulantes no sangue não guardam qualquer correlação com o nível intracelular daqueles mesmos hormônios.

Uma pessoa pode ter deficiência intracelular de um hormônio, mesmo produzindo esse hormônio em qualquer quantidade. No exame laboratorial vai parecer que tem hormônio sobrando, quando na verdade, dentro das células, local onde os hormônios atuam, pode estar faltando. Porque o exame de sangue só mostra que há hormônio circulando de um lugar para o outro. De onde ele está vindo e para onde está indo e isso não costuma ser pesquisado. Se o SHBG está alto, pode significar deficiência intracelular de um dado hormônio, mesmo que no exame o mesmo apareça dentro da faixa "normal". Nesse caso, a deficiência não está no sangue, mas sim, dentro da célula.

Quando a célula não consegue receber o hormônio que necessita para cumprir sua função primordial, que é a transcrição do RNA, ela entende que há uma insuficiência, sendo então estimulado o aumento dos níveis circulantes de SHBG para buscar o hormônio. Na verdade, há um problema na célula e não na produção hormonal. Então o exame teria que ser intracelular e não sanguíneo.

E a partir do momento em que a célula recebe essa informação errada, dispara toda aquela cascata de eventos que vão resultar num diagnóstico só: menopausa. Porque ao perceber que o metabolismo caiu, a célula se ajusta gastando menos energia. E as pessoas não param de almoçar, jantar e tomar café da manhã, porque entraram em menopausa.

Pelo menos eu nunca ouvi falar disso. O médico chega e fala pra paciente: "eu não vou tratar sua menopausa, porque nem sei o que fazer, mas a senhora vai ter que fechar a boca, está bem? De agora em diante só vai ingerir um décimo do café da manhã quando acordar, um décimo do almoço e um décimo do jantar". Não existe isso...

E se você está comendo a mesma coisa e suas células não estão recebendo o hormônio necessário que diga a elas o que fazer com aquela energia, significa que está chegando uma quantidade de calorias numa máquina que não consegue gastar.

É COMO DEIXAR O CARRO PARADO
E CONTINUAR ENCHENDO O TANQUE.
UMA HORA VAI TRANSBORDAR, NÃO VAI?

Nosso corpo não transborda. Não desperdiça. Se não consegue gastar ele armazena energia aumentando a resistência à insulina. Ele cria uma barreira para evitar que a glicose penetre na célula, para que seja facilitado o armazenamento. E na medida em que gera resistência à insulina, mais aumenta a insulina, que aumenta a resistência e assim vai. Entendeu o ciclo? Por isso que a presença do SHBG está relacionada com o aumento da insulina.

Sendo assim, mulheres em menopausa, têm que ser avaliadas do ponto de vista genômico, para fazer a regulação correta dos mecanismos que vão devolver capacidade metabólica e do consumo de energia. Isso quer dizer que quanto menos produz hormônios, menor a necessidade de energia. É por isso que as pessoas vão engordando à medida que envelhecem.

E isso não é apenas nas mulheres, também os homens enfrentam esse problema, quando cai a testosterona, que tem mais de 200 funções de reparo no corpo. E o problema no sexo masculino é bem pior. Porque a mulher para de menstruar e isso é um alerta. Nos homens não acontece nada. E se objetivamente não tem nada acontecendo, não dificilmente alguém irá atrás de resolver um problema do qual nem mesmo tem consciência que existe. A maioria, aliás, não vai nem quando tem efetivamente um problema, quanto mais se não sentir nada. A maioria dos homens ainda está naquele mundo achando que andropausa é um problema imaginário. E, se, por um milagre for a um médico, pouco irá adiantar nada, porque certamente ele vai naquele médico da doença, que vai pedir um exame laboratorial para medir a dosagem de testosterona.

De saída...

E O QUE É A ANDROPAUSA?
É A FALTA DE TESTOSTERONA? NÃO.
É A INCAPACIDADE DE TRANSPORTAR TESTOSTERONA
PARA O INTERIOR DAS CÉLULAS.

Então você pode estar na andropausa produzindo qualquer quantidade de testosterona. O que eu quero que você entenda é que a nova medicina não apenas faz um trabalho de prevenção, mas procura entender e avaliar o que está acontecendo em nível celular.

É possível, por exemplo, através da avaliação de algumas manifestações clínicas, saber qual hora do dia a pessoa precisa de cortisol, um hormônio fundamental em nosso organismo. Ele ajuda a controlar o estresse, reduzir inflamações, bem como contribui para o funcionamento do sistema imune, manter a pressão arterial e os níveis de açúcar no sangue constantes.

Os níveis de cortisol geralmente são maiores de manhã, ao acordar, e depois vão diminuindo ao longo do dia. Quanto menor seu nível, menos receptores para que seja feito todo esse processamento.

É igualmente possível avaliar as necessidades clínicas de suplementação de Melatonina, molécula fundamental não apenas para a boa qualidade do sono, mas para a integridade dos sistemas neuronal, endócrino e imunológico. Os níveis de DHEA (dehidroepiandrosterona), hormônio produzido pelas glândulas adrenais e fundamental para a proteção e preservação neuronais, podem ser verificados com um exame de sangue, uma vez que o sulfato de DHEA é fácil de medir.

O que não faltam são recursos para entender o que está acontecendo no seu organismo e avaliar o que é necessário para que você tenha saúde e mantenha sua engrenagem em pleno e bom funcionamento.E só é preciso um pequeno grupo de recursos para

Medicina do futuro no presente - Os segredos da longevidade saudável

fazer toda essa avaliação: uma boa dose de bom senso, ouvir as queixas e examinar as pessoas e o cérebro de um médico bem treinado no assunto, e capaz de, com base no conjunto de informações, decidir se um dado indivíduo será ou não potencialmente beneficiado pela suplementação de um dado hormônio. Sem esses "instrumentos" de base, pouco ou nada adianta intervir. Não há exame que resolva. Não adianta cromatografia, ressonância, tomografia, nada vai fazer sentido... Apenas um punhado de números sem vida, sem expressão e sem utilidade prática.

E a nossa missão na Academia Longevidade Saudável é treinar e educar médicos, em nível de pós-graduação, para que esses conhecimentos e essa maneira de enxergar o ser humano e a sua saúde possam ser sistematizados, padronizados e aplicados, beneficiando um número cada vez maior de pessoas, contribuindo, desse modo, para uma melhor qualidade de saúde em todas as fases da vida.

As pessoas cada vez mais têm acesso às informações e vão descobrindo que, em muitos casos, as doenças não passam de uma mercadoria lucrativa para vários segmentos da indústria farmacêutica. E essa situação é agravada pela conivência voluntária e involuntária de muitos médicos e profissionais da saúde.

Um terço da população dos Estados Unidos depende de três a quatro medicamentos para se manter viva. São mais de um trilhão de dólares gastos por ano, só para manter velhinhos doentes vivos.

Aqui, no Brasil, o gasto médio com os chamados "medicamentos de uso contínuo" é de R$ 138,00 por mês por pessoa, em média. E cerca de 30% da população recorre a esses remédios. É um gasto astronômico. São mais de R$ 800 milhões por ano que estão sendo usados para comprar remédios. E isso só o que as pessoas estão gastando, comprando os remédios que o Governo não fornece, porque o Sistema Único de Saúde (SUS) gasta outros R$ 8 bilhões, para

De saída...

distribuir fármacos como Metformina para "controlar o diabetes", Sinvastatina e Ácido Acetilsalicílico para evitar um ataque cardíaco; Maleato de Enalapril "para não deixar que a pressão suba". E todo esse gasto produz poucos resultados de ordem prática. Você tem notícias de alguém ter ficado curado por um desses "remédios"? Notem que eu estou dizendo "curado"! A resposta certamente é "Não". Remédios não são desenvolvidos com a finalidade de curar qualquer pessoa de qualquer doença. Eles são feitos propositadamente para controlar sintomas. Isso gera cronicidade, recorrência do uso e, ao final de tudo, um lucro estratosférico. Inexiste algo mais lucrativo do que a crença na doença e nos medicamentos.

E VOCÊ ACHA QUE FICA POR AÍ? NÃO.

Um estudo feito em 2017 pelo Núcleo de Pesquisa e Extensão do curso de Administração da Faculdade Doctum, em Vitória, revelou que quem mais sofre com o custo de medicamentos e planos de doença no Brasil são os idosos: eles gastam metade da renda com remédios. E a situação aperta ainda mais para os aposentados que, geralmente, têm mais gastos com esse tipo de despesa e pagam mais caro pelo plano de doença (sim, você leu certo "plano de doença").

Remédios que apenas controlam sintomas; exames incapazes de enxergar alterações metabólicas e hormonais; médicos que não foram treinados para compreender a fisiologia; enorme desperdício de recursos para pagar por doenças desnecessárias – basta citar que 85% das verbas de todos os planos de doença são gastos nos dois últimos anos de vida das pessoas; tratamentos crônicos que visam apenas o controle de sintomas. Essa é a situação da saúde hoje. E esse não é apenas um problema do nosso país, trata-se de um problema de escala global.

Existe um novo modelo de medicina, a medicina da saúde, que poderia contribuir para uma importante e decisiva modificação desse tenebroso cenário. Diante de uma nova realidade, o médico tem de ir além. Aprofundar-se no estudo da fisiologia humana, saber utilizar as tecnologias disponíveis para fortalecer o organismo do seu paciente, mudar paradigmas e transformar--se, essencialmente, em um tratador da saúde, e não apenas um controlador de doenças.

HOJE, A MEDICINA TEM DE CUIDAR
PRIORITARIAMENTE DA SAÚDE E DA VIDA
E NÃO APENAS DAS DOENÇAS.

Nós, médicos, devemos valorizar a prática da medicina preventiva, e não apenas a respeitável, mas, passiva medicina curativa. À luz da base dos conhecimentos atuais, é possível viver e envelhecer com saúde, energia, disposição para trabalhar, viajar etc. Nesse contexto, manter os nossos hormônios em equilíbrio é um passo fundamental.

O médico tem que saber, com precisão, qual é o perfil hormonal de seu paciente, para que possa detectar de imediato e corrigir as quedas de produção e não mais ficar tentando aproximar as taxas de seu paciente a uma tabela laboratorial de referência genérica comum a todas as pessoas. Os níveis hormonais variam de pessoa para pessoa. São como uma impressão digital, cada um tem a sua. Então, o ideal é que as taxas hormonais sejam acompanhadas de modo rotineiro e recorrente, a partir dos 25-30 anos de idade, fase em que se atinge o auge da produção.

Veja bem, a intenção não é menosprezar a medicina tradicional curativa, pela qual temos que ter um grande respeito. Afinal ela é a base da minha formação médica e é mais que uma pro-

De saída...

fissão, é uma arte nobre, uma missão de vida que deve ser por todos nós admirada. Além disso, um dos seus mais importantes alicerces é o diagnóstico e tratamento das comorbidades e doenças associadas ao envelhecimento.

O que estou dizendo é que, embora constituam ações muito importantes, elas não mais se bastam porque o médico tradicional é treinado apenas para enxergar o que é visível, do mesmo modo que enxergamos a ponta de um iceberg flutuando em alto mar. Se não há sintoma ele fica à deriva, sem saber o que fazer com o paciente.

A MEDICINA CURATIVA PRECISA CELEBRAR
UM CASAMENTO INADIÁVEL E INDISSOLÚVEL
COM A MEDICINA DA LONGEVIDADE,
QUE É A MEDICINA DO FUTURO.

Esse novo modelo de medicina educa e prepara o médico para enxergar além do óbvio e do visível. Na medicina da longevidade, o que procuramos fazer é exatamente o contrário do que o médico tradicional aprendeu, que é diagnosticar a partir dos sintomas e prescrever medicamentos. Na Academia Longevidade Saudável, ensinamos aos médicos a intervirem na vida das pessoas, principalmente diante da aparente inexistência de problemas, manifestada pela ausência de sinais ou sintomas.

O foco desse novo profissional, o médico do futuro, passa a ser a detecção precoce, a prevenção e o tratamento ou a reversão das disfunções associadas à velhice, promovendo quantidade e qualidade de vida a seus pacientes.

Ele vai olhar para a senhora sentada à frente dele e vai identificar os sinais que detectam as necessidades hormonais, vai sugerir mudanças nos estilos de vida, indicar a prática regular e moderada de atividade física, o manuseio do estresse, a detoxificação hepática e intestinal, a inibição dos radicais livres, a suplementação nutracêutica funcional, a correção da fadiga mitocondrial, a dieta geneticamente correta, o controle e reversão da inflamação crônica subclínica e a otimização dos níveis hormonais.

Medicina é uma ciência de verdades efêmeras e transitórias. Desse modo, todos, que compomos a sociedade brasileira, temos que estar preparados para conhecer e nos beneficiar dos frutos desses avanços. E o caminho mais eficaz para atingir esse objetivo é buscar a informação de qualidade.

A medicina da longevidade, que é representada no Brasil pelo Grupo Longevidade Saudável – instituição pioneira que goza do reconhecimento nacional e internacional, mais importante grupo de trabalho médico nessa área de toda a América Latina –, se tornará o modelo primário de medicina no século XXI.

Isso porque é um modelo que engloba quatro importantes estratégias:

1 - Disponibiliza rotinas de diagnóstico e detecção precoce de doenças, associadas com intervenções agressivas e eficazes;

2 - Estabelece uma cultura de promoção sistemática de saúde, por meio de um programa inteligente e eficaz de informação e educação do cidadão e da sociedade;

De saída...

3 - Motiva e implementa parcerias multidisciplinares entre médicos, profissionais de saúde e os pacientes, disponibilizando serviços de saúde eficazes, personalizados e de qualidade, sem paralelos dentro do contexto da medicina;

4 - Abre, conquista e retém uma nova demanda por serviços de saúde, dotando o médico de um importante e indispensável diferencial competitivo de mercado: a capacidade de manter pessoas saudáveis.

NOSSO OBJETIVO É REFORMULAR A MENTE
DOS MÉDICOS QUE PASSAM POR NOSSOS CURSOS,
MUDANDO SEUS CONCEITOS, SUAS CRENÇAS
PARA TRANSFORMÁ-LOS EM TRATADORES DE SAÚDE.

Temos em nossas mãos uma nobre missão: escrever um dos mais belos capítulos da história da medicina contemporânea, aonde poderemos não apenas exercer a arte e o dom de ser médico, com prazer e dedicação, mas, devolver às pessoas o brilho nos olhos, a fé e a concreta possibilidade de viverem e envelhecerem de forma plena, digna, saudável e produtiva.

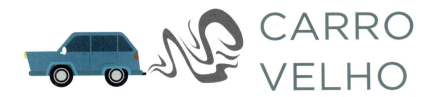

CARRO VELHO

Existe um gás incolor, inodoro, inflamável e altamente tóxico para os seres humanos e animais, invisível, mas mortal. Chama-se CO_2.

Ele pode ser produzido dentro da sua casa, a partir de queima de algum produto, o uso de aquecedores que carburam combustíveis fósseis, ou pelo escapamento dos carros, por exemplo.

Muitos acidentes, aliás, acontecem em garagens fechadas porque a pessoa não percebe a presença do CO_2, desmaia e morre sem saber o que lhe aconteceu.

Essa é a analogia que eu quero fazer, para que você entenda a sua saúde. Viver é como se você estivesse respirando CO_2. Uma quantidade imensa de fatores pode fazer com que o desgaste funcional ocorra de uma maneira mais rápida e incisiva.

Nós estamos vendo, todos os dias, pessoas morrendo de infarto agudo do miocárdio. Pessoas jovens e saudáveis, com níveis de colesterol totalmente normais, com 20 e poucos anos enfartando. E por que essas coisas estão acontecendo?

Porque nós estamos errando ao atacar as causas que levam à incidência da doença que mais mata no planeta. Continuamos a insistir que o infarto agudo do miocárdio é causado por excesso de colesterol. Esta é uma inverdade que continua matando pessoas. Inúmeros estudos mostram que tomar remédio para baixar colesterol não diminui o número de infartos.

— Então, o remédio não funciona, Doutor?

Claro que funciona. Os medicamentos são ótimos, mas para controlar os efeitos, não eliminar a causa.

O verdadeiro inimigo das artérias não é o colesterol, mas um processo chamado Inflamação Crônica Subclínica (ICS) que provoca o sistema imunológico da pessoa, gerando uma lesão nas células do endotélio (revestimento celular interno das artérias, tecido ativo que produz uma vasta gama de hormônios).

Para reparar a lesão nas artérias causada pela inflamação, o tecido "recruta" moléculas de colesterol. A partir desse momento, é desencadeado um processo contínuo, crônico e mal sucedido. Quanto mais a ICS provoca danos, mais colesterol é liberado para tentar reparar as lesões endoteliais, o que acaba provocando deposição, e, finalmente, obstrução e ruptura da artéria.

Na ponta desse iceberg, o que se vê é que a artéria foi obstruída pelo colesterol. Na realidade, o colesterol está trabalhando ativamente em benefício das artérias e a inflamação crônica subclínica, ou inflamação silenciosa, é o verdadeiro inimigo que ataca, destrói as artérias e acabará por matar a pessoa.

É necessário, então, mudar a concepção de tratamento. Controlar menos os efeitos e identificar e tratar mais as causas.

— Com esse novo modelo de medicina a gente para de envelhecer, Doutor?

Não. Infelizmente não. Mas entendendo como acontecem os processos e atuando em suas causas, podemos retardar esse processo. É como se você estivesse descendo uma ladeira em um carro. Você pode seguir em alta velocidade, pisando no acelerador; ou, pode descer mais lentamente, pisando no freio. A Medicina da Longevidade é o freio.

Nós precisamos entender o que os hormônios fazem dentro do nosso corpo. Os hormônios governam nossa biologia, nossa fisiologia, nosso o equilíbrio homeostático e, portanto, nossas vidas.

Aqui eu quero quebrar um paradigma da ciência, que diz que nós perdemos hormônios porque envelhecemos. Não. **Nós envelhecemos porque perdemos hormônios.**

À MEDIDA COM QUE SEU CORPO VAI PERDENDO A CAPACIDADE **DE PRODUZIR OS MAIS VARIADOS HORMÔNIOS, VOCÊ VAI** ENVELHECENDO, E QUANDO ESTA PRODUÇÃO CAI ABAIXO DOS **NÍVEIS FISIOLÓGICOS, INSTALAM-SE AS MÚLTIPLAS DEFICIÊNCIAS** HORMONAIS, QUE DENTRO DO CONTEXTO DA MEDICINA DA **LONGEVIDADE, DENOMINAMOS DE "PAUSAS HUMANAS".**

Por exemplo: quando cai o nível de estradiol no ovário, começa a menopausa. Existem alguns parâmetros de estradiol que precisam ser respeitados. Quando ele está alto pode causar problemas como alterações na pele, retenção de líquidos (o famoso inchaço), oscilações da glicose e na menstruação. Quando isso acontece começa, como disse, a menopausa. Mas se a mulher com esse hormônio baixo não estiver na idade considerada normal para a menopausa (que é a partir dos 45-50 anos cronológicos), pode provocar o que chamamos de menopausa precoce. Se for uma adolescente, por exemplo, o estradiol baixo pode atrasar a puberdade, afetar o início da menstruação, do desenvolvimento dos seios, dos pelos etc.

O estradiol também é produzido pelo organismo dos homens, onde é responsável por controlar atividade excitatória neuronal, dentre outras funções. Quando ele está baixo pode causar alterações do processamento cerebral e sintomas como ansiedade, declínio da memória, depressão, dentre outros.

Da mesma forma acontece com outros hormônios: ao não conseguir mais produzir ou liberar o hormônio do crescimento, a hipófise sinaliza com a instalação da **somatopausa**. A somatopausa é uma alteração fisiológica no homem que costuma ocorrer por volta dos 40 anos de idade e, na mulher, em torno dos 35 anos de idade, que pode provocar alterações importantes na composição corporal, contribuindo para o aumento da gordura corporal total e diminuição da massa muscular, além de acelerar os sinais de envelhecimento facial.

Outros exemplos de quedas hormonais:

Pregnenolona: A incapacidade do cérebro de manter níveis fisiológicos de pregnenolona dá início ao que chamamos de **eletropausa**, que provoca perda de memória, cansaço mental, raciocínio lento, déficit de metabolismo cerebral etc.

Melatonina: A incapacidade de manter níveis fisiológicos cerebrais de melatonina é denominada de **melatopausa**, que causa insônia, cansaço e depressão.

Com a perda da capacidade de manter a produção de níveis fisiológicos de T3, o mais importante hormônio da tireoide, instala-se a denominada de **tireopausa**, que pode estar relacionada a problemas como cansaço crônico, depressão matinal, facilidade para ganhar peso, dificuldade de perder peso, inchaço, declínio na memória, constipação, queda de cabelos, unhas frágeis e quebradiças, dentre uma vasta gama de outros fenômenos.

Quanto menos hormônios são produzidos ao longo da vida, mais acelerados se tornam os fenômenos degenerativos do envelhecimento, mais rápido se instala o desgaste funcional e maior a vulnerabilidade às doenças, disfunções e comorbidades (que é a existência de duas ou mais doenças, ao mesmo tempo).

O EQUILÍBRIO HORMONAL

É UM DOS ELEMENTOS MAIS IMPORTANTES
PARA UMA VIDA SAUDÁVEL.

QUEBRANDO OUTRO PARADIGMA: A PEQUENA INFLUÊNCIA DA GENÉTICA

Se você pensa que porque seu pai, seu avô viveram 100 anos, você vai viver também, sinto informar, mas não. O mundo de hoje é completamente hostil à nossa biologia e se você não tiver informação de qualidade, que lhe permita ter uma vida saudável, a genética vai influir muito pouco.

As causas primárias dos processos degenerativos do envelhecimento são:

- excesso de peso e obesidade,
- estresse não compensado,
- declínios hormonais múltiplos,
- dieta geneticamente incorreta,
- estilos de vida não saudáveis,
- sedentarismo...

Todos esses elementos são geradores de inflamação e, com isso, aceleram os processos catabólicos do envelhecimento. É exatamente como no caso do colesterol que citei no começo.

Por isso é muito importante nós termos em mente que, para vivermos uma vida longa, ter uma expectativa de vida de 100 anos ou mais, é preciso mudar nosso estilo de vida. Afinal, não basta apenas viver mais, mas sim, viver bem! Porque a genética vai influenciar até, no máximo, uns 25, 30 anos, depois precisamos ter a consciência de que nossas escolhas diárias impactam em nosso estado de conservação e na idade biológica.

Por isso, é fundamental redesenharmos o mapa da saúde, buscando viver de forma mais saudável e plena. Porque isso vai determinar o nosso estado de conservação, ou seja, a nossa idade biológica, que é o que nós adotamos hoje na avaliação do risco de doenças.

Está cientificamente comprovado que nós, seres humanos, envelhecemos de forma individual, assim como nossos próprios órgãos e sistemas, igualmente, não envelhecem à mesma velocidade ou seguindo o mesmo ritmo. Significa que duas pessoas do mesmo sexo podem ter 45 anos de idade, sendo que, em uma delas, podemos encontrar uma idade biológica de 30 anos, por exemplo, enquanto que na outra, uma idade biológica de 55, 60 anos ou mais.

O MEIO AMBIENTE observe que no mundo de hoje, nós somos expostos a uma quantidade imensa de elementos que promovem desordens no nosso organismo, e um dos principais é o que colocamos em nossa boca.

O ALIMENTO pode ser um poderoso aliado ou um poderoso inimigo da sua saúde. É o que nós chamamos de dieta geneticamente correta. Cada um de nós tem capacidade de metabolizar macronutrientes, que são proteínas, gorduras e carboidratos, em ritmo e velocidade completamente individuais e em proporções completamente diferentes de pessoa para pessoa.

E a soma desses macronutrientes, dependendo da sua genética e de alguns fatores ambientais, pode produzir uma intensa resposta hormonal. Traduzindo: o que você come, recebe influência do meio ambiente e da sua genética, e pode contribuir diretamente para acelerar ou desacelerar o seu envelhecimento.

Assim como é o nosso organismo, é o nosso processo digestivo. O hábito de beliscar a todo o momento não dá tempo suficiente para que a digestão se processe sem interferência, então é preciso respeitar o ritmo deste processo.

Nosso corpo é dividido em ciclos, regidos por diferentes forças, por isso não é recomendável comer muito no jantar e nem muito no desjejum, mas sim por volta das 12 horas, que é quando o organismo está mais preparado.

A medicina chinesa, por exemplo, considera que cada intervalo de 2 horas rege um órgão do corpo. Assim, das 23 à 1 hora da manhã é o horário da vesícula biliar, e se o organismo estiver recebendo, ou mesmo ainda digerindo, um alimento neste horário irá prejudicar a vesícula e o fígado. Por isso que quando você come muito tarde, geralmente, passa mal. O ideal é que a última refeição seja feita pelo menos 3 horas antes de dormir ou pelo menos se deve evitar comer após 20h.

ESTES SÃO OS PILARES QUE FORMAM A BASE DE UMA BOA SAÚDE:

ALIMENTAÇÃO, CONTROLE DO ESTRESSE E ESTILO DE VIDA

Em desequilíbrio, esses pilares desencadeiam a inflamação crônica do organismo, o que é causa primordial de toda doença. Cuidados com a dieta, estilo de vida, controle da inflamação, atividade física, controle do estresse, desintoxicação, entre outros, formam um complexo esquema que irá resultar não apenas na longevidade e sim em maior qualidade de vida.

Grande parte das pessoas não tem a menor ideia do que os

Medicina do futuro no presente - Os segredos da longevidade saudável

alimentos podem, efetivamente, representar para o nosso corpo. Comidas inadequadas são verdadeiras drogas, piores que certos medicamentos, por isso são tão importantes na construção de uma boa saúde.

Cada vez que nos alimentamos, nosso organismo pode receber os carboidratos, as proteínas e as gorduras, que são algumas das fontes primárias de energia que nossas células utilizam para o seu trabalho diário, para a renovação, o reparo e a síntese de proteínas.

A questão é que a compreensão da fisiologia alimentar vai muito além destes conceitos. A partir da ingestão de alimentos nós podemos provocar, involuntariamente, poderosíssimas respostas hormonais, que podem afetar diretamente os processos biológicos do envelhecimento, acelerando-o ou retardando-o.

O conhecimento de que os alimentos podem interferir diretamente no envelhecimento humano, surgiu das pesquisas do Professor Barry Sears, renomado cientista americano, pesquisador do MIT (Instituto de Tecnologia de Massachusetts), e que dedicou mais de duas décadas da sua vida ao estudo da fisiologia dos alimentos.

Suas pesquisas demonstraram que nossas escolhas alimentares interferem diretamente no armazenamento ou na utilização de gordura, por meio do controle direto na produção dos hormônios insulina e glucagon. Essas substâncias atuam no nosso corpo como hormônios - respectivamente - armazenadores e mobilizadores de gordura e energia.

O Professor Sears fez uma descoberta incrível: um dos segredos mais importantes na composição de gordura do corpo humano, ou seja, na nossa propensão a sermos gordos ou magros, não está apenas na genética ou no sedentarismo. Está, principalmente, na forma e proporções com que combinamos os alimentos.

> A dieta recomendada pela medicina tradicional consiste em procurarmos obter a energia que precisamos a cada dia a partir da ingestão de 70% de carboidratos, 15% de proteínas e 15% de gorduras.
>
> Ocorre que, ao ingerirmos qualquer porção de alimentos no padrão 70/15/15, o organismo humano produz como resposta imediata excesso de insulina e insuficiência de glucagon, que é um hormônio muito importante no metabolismo dos hidratos de carbono, ou seja, é responsável pela mobilização e queima de gordura. Na medicina, seu papel mais conhecido é aumentar a glicemia (nível de glicose no sangue), contrapondo-se aos efeitos da insulina.

A consequência é que todas as pessoas que se alimentam com estas proporções e desta forma, irão, inevitavelmente, desenvolver um processo crônico e ininterrupto de armazenamento de energia na forma de gordura, que denominamos de lipogênese. Daí, pela falta de compreensão da fisiologia, quase todas as pessoas que se submetem a regimes e dietas restritivas acabarão por sucumbir às desordens hormonais internas e voltarão a engordar.

O que eu estou dizendo é que esse conhecimento quebra mais um paradigma: o de que dietas, restrições, proibições ou contagem de calorias resolvam os problemas de sobrepeso e obesidade. Na realidade, o controle do armazenamento ou utilização de gordura no corpo humano e, por conseguinte, do nosso peso, reside no conhecimento e aplicação clínica da fisiologia hormonal.

As pesquisas do Professor Sears, que eu falei lá atrás, revelaram que somente quando reduzimos, em todas as refeições, a ingestão de carboidratos de 70% para 40% e duplicamos a ingestão de proteínas de 15% para 30% e de gorduras de 15% para 30%, ou seja, somente com o padrão diário de ingestão mudando de 70/15/15 e passando para 40/30/30, é que o corpo humano consegue baixar os níveis de insulina e elevar os níveis de glucagon, fazendo com que seus hormônios sejam balanceados, seu organismo passe a funcionar em nível máximo de equilíbrio metabólico, queimando continuamente os estoques de gordura, ou invés de armazená-la.

OS POTENCIAIS BENEFÍCIOS SÃO:
- Reduzir o excesso de gordura corporal.
- Eliminar a sensação de fome.
- Eliminar a sensação de fadiga.
- Eliminar a compulsão por açúcares e doces.
- Estabilizar os níveis de energia e desempenho ao longo do dia.
- Elevar a capacidade de reposta ao esforço físico.
- Aumentar a capacidade de trabalho e a produtividade.
- Otimizar a ação de vários outros hormônios.
- Além de otimizar a saúde e o bem-estar, contribuir para reduzir os processos catabólicos do envelhecimento.

Para se envelhecer de forma mais saudável é importante praticar exercícios físicos regularmente, manter uma boa alimentação, cultivar bons hábitos de vida, controlar o estresse, suplementar micro nutrientes e equilibrar os níveis hormonais.

No longo prazo, esse conjunto de fatores em desequilíbrio poderá desencadear a ação inflamatória interna de defesa do organismo, aquele processo silencioso e assintomático sobre o qual já discorremos.

No caso do excesso de tecido adiposo acumulado na área do abdômen, por exemplo, ocorre um prejuízo para as funções dos adipócitos (células que armazenam gorduras e regulam a temperatura corporal). Em resposta à oferta exagerada de nutrientes, as células passam a produzir quantidades anormais de citocinas pró-inflamatórias, moléculas que têm como função mediar e regular a resposta inflamatória e imunitária no organismo.

Da mesma forma, doenças como artrite, diabetes, hipertensão, depressão, aterosclerose, câncer, mal de Alzheimer etc. que eram consideradas resultantes do processo natural de envelhecimento ou da genética, hoje se sabe que são provocadas pela inflamação crônica subclínica. São, portanto, resultados do processo natural de proteção do organismo, deflagrados para restabelecer a ordem que, por algum motivo, foi alterada, como no caso de um corte ou de uma forte pancada etc.

Então, na verdade, a inflamação crônica subclínica é que é um dos mais importantes problemas de saúde da atualidade e o agente central do processo de envelhecimento do ser humano. Como esse tipo de inflamação não pode ser observado a olho nu, e age de forma silenciosa no organismo, a partir dos desequilíbrios relacionados ao estilo de vida moderno, como má alimentação, sedentarismo e estresse, por exemplo, um número cada vez maior de indivíduos adquire ao longo do tempo um estado pró-inflamatório. Isto é, fica suscetível à incidência crescente de doenças crônico-degenerativas, como as que citei e outras tantas.

E, por ser um processo perigoso para a saúde e de evolução silenciosa, é preciso entender os mecanismos, o que leva ao aparecimento da inflamação crônica subclínica, as respostas do organismo a esse processo, e ainda como a inflamação leva ao envelhecimento e às doenças.

Veja essas imagens.

O QUE ELES TÊM EM COMUM?

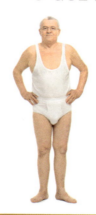 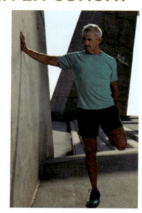

64 ANOS

IDADE CRONOLÓGICA X IDADE BIOLÓGICA

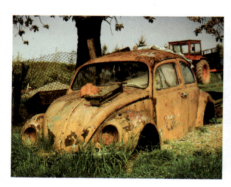 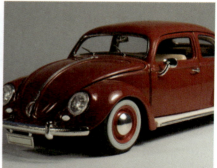

Mesmo ano de fabricação

Primeiro, vemos dois homens com a mesma idade cronológica: 64 anos.

Em seguida, dois carros com a mesma idade cronológica: 64 anos.

Mas se você olhar para ambos os exemplos da esquerda, vai

Carro Velho

observar que o processo de envelhecimento está muito mais adiantado. No caso do carro, ele com certeza nem vai sair do lugar, tamanho o estado de deterioração, não é mesmo?

E a resposta para isso não é tão complexa. Nos dois casos a diferença está na manutenção. É a diferença do tempo de fabricação para o estado de conservação.

O raciocínio para um carro é uma coisa muito simples. Qualquer um de nós tem plena condição de entender que se não fizer a manutenção, se deixar parado, como no exemplo acima, o carro vai enferrujar e ficar imprestável.

O que eu quero dizer é que é preciso transpor esse mesmo raciocínio para o corpo humano.

O homem da esquerda pode parecer uma pessoa que está envelhecendo bem aos olhos de um leigo. Mas o olho treinado de um médico vai observar, logo de cara, várias quedas hormonais. Por exemplo, ele está ficando careca e os cabelos que restam estão ficando brancos. Isso pode ser resultado de uma deficiência de melatonina, associada ao excesso de produção de estradiol, provocando também deficiência relativa de testosterona. E você vai ver que essa mistura que aparece nos cabelos provoca também uma série de outros distúrbios de saúde.

Se você observar o tórax, verá o que nós, médicos, chamamos de "pseudoginecomastia", que é um aumento de tecido gorduroso em torno da região mamária. Isso pode ser associado à deficiência de testosterona e concomitante aumento do estradiol. Poderá observar que ele apresenta perda de massa muscular nos braços e pernas, que nós chamamos de "sarcopenia". E por aí vai.

Só por essa imagem é possível identificar pelo menos cinco ou seis quedas hormonais e é exatamente isso que diferencia essas duas pessoas.

A exemplo daqueles dois carros, essas duas pessoas também

tem o mesmo tempo de fabricação, mas estados de conservação completamente diferentes. Compreendem?

Com esses exemplos, fica mais nítido o conceito de idade cronológica e idade biológica. A idade biológica é um parâmetro que já pode ser mensurado.

Há vários ensaios clínicos e trabalhos publicados na literatura a respeito desse assunto. Um exemplo é o estudo que foi feito ao mesmo tempo nas escolas de medicina das universidades de Duke e da Califórnia (EUA) e de Jerusalém, publicado em 2015. Durante a pesquisa foi acompanhada a vida de 957 pessoas, desde o nascimento até completarem 38 anos de idade.

A cada cinco anos essas pessoas passavam por uma bateria de testes para verificar a idade biológica. No final, o estudo mostrou que, apesar de todos terem a mesma idade (38 anos), havia pessoas com idade biológica de 28 anos, ao mesmo tempo em que outros tinham idade biológica de 61 anos. A variação de idade biológica nesse grupo de pessoas de 38 anos foi de 33 anos!

Outro detalhe interessante nesse estudo é que as pessoas que tinham as idades biológicas menores aparentavam serem fisicamente mais jovens, enquanto aquelas que tinham idades biológicas maiores, pareciam mais velhas.

Isso é uma coisa que podemos perceber no dia a dia, não é mesmo? Muitas vezes você é apresentado a uma pessoa, pergunta a idade dela e se surpreende: "Nossa! Imaginei que fosse muito mais jovem" ou "pensei que era muito mais velho".

Essa percepção que nós temos da idade das pessoas é o que chamamos de idade biológica e, como mostrou esse estudo, pode ser mensurável.

A conclusão é que a idade biológica de uma pessoa é muito

mais importante do que a sua idade cronológica. E não apenas isso, que a idade biológica pode ser utilizada como um importante parâmetro indicador de saúde e capacidade funcional.

Por exemplo: duas pessoas disputando uma vaga de emprego, para uma mesma função, com currículos iguais, a mesma formação e a mesma idade cronológica. Quem vai ficar com o emprego? O critério de desempate pode ser a idade biológica.

Isso significa que mudamos o paradigma de que, quando eu chego à idade cronológica tal, tenho necessariamente que me aposentar, ou estou incapacitado de fazer isso ou aquilo.

VOCÊ PODE CHEGAR AOS 60, 70, 100 ANOS DE IDADE
COM A MESMA VITALIDADE, COM A MESMA
CAPACIDADE MENTAL DE QUANDO TINHA 30, 40 ANOS DE IDADE.
PODE CONTINUAR A SER PRODUTIVO E SE
MANTER EM PLENA ATIVIDADE.

Aí você pode perguntar: "Dr. Ítalo, e pra conseguir otimizar esses processos de envelhecimento, quando devo começar a me cuidar, quando devo começar esse programa?"

E a resposta é muito simples: antes da concepção.

A partir do momento em que um casal resolver ter filhos, nós temos um elenco grande de ações que podemos lançar mão, para que a criança que vai nascer já possa se beneficiar de uma saúde diferenciada.

ENTÃO, ANTES DA CONCEPÇÃO, NO CASAL É POSSÍVEL FAZER:

- Estudo prévio do perfil hormonal;
- Mapeamento genético;
- Prevenção e controle da inflamação crônica subclínica;
- Suplementação nutracêutica funcional (é o estudo dos componentes presentes nas frutas, legumes, vegetais, cereais, ervas, folhas, raízes etc., para utilizar seus benefícios à saúde);
- Suplementação de iodo;
- Suplementação de ômega 3;
- Correção dos distúrbios hormonais, entre outros.

DURANTE O PRÉ-NATAL:
- Estudo do perfil hormonal do casal;
- Suplementação nutracêutica funcional;
- Suplementação de iodo;
- Suplementação de ômega 3;
- Detoxificação (é uma dieta que prioriza o consumo de alimentos nutritivos que auxiliam na eliminação de toxinas e outras substâncias prejudiciais ao organismo);
- Correção dos distúrbios hormonais.

NA INFÂNCIA, ADOLESCÊNCIA E JUVENTUDE, ATÉ MAIS OU MENOS 20-25 ANOS DE IDADE:
- Correção dos múltiplos distúrbios alimentares;
- Detoxificação;
- Estimulo à prática de atividade física;
- Restrição de carboidratos refinados com altos índices glicêmicos;
- Correção dos distúrbios do sono;
- Suplementação nutracêutica funcional;
- Prevenção e tratamento da obesidade;
- Prevenção e controle da inflamação crônica subclínica;

- Detecção e correção dos distúrbios hormonais;
- Mapeamento genético.

NA FAIXA DE 30 A 40 ANOS DE IDADE:
- Correção dos múltiplos distúrbios alimentares;
- Estímulo à prática de atividade física;
- Prevenção e controle da inflamação crônica subclínica;
- Avaliação completa do perfil hormonal;
- Mapeamento genético.

DE 40 A 60 ANOS DE IDADE:
- Correção dos tipos de distúrbios alimentares;
- Detoxificação;
- Estímulo à prática de atividade física;
- Restrição aos carboidratos refinados com altos índices glicêmicos;
- Correção dos distúrbios do sono;
- Suplementação nutracêutica funcional;
- Tratamento e prevenção da obesidade;
- Prevenção e controle da inflamação crônica subclínica;
- Mapeamento genético;
- Avaliação completa do perfil hormonal.

APÓS OS 60 ANOS, TAMBÉM AUMENTAR A LONGEVIDADE E MELHORAR A QUALIDADE DE VIDA:
- Prevenção e controle da inflamação crônica subclínica;
- Avaliação completa do perfil hormonal;
- Mapeamento genético;
- Correção dos tipos de distúrbios alimentares;
- Detoxificação;
- Estímulo à prática de atividade física;

- Restrição aos carboidratos refinados com altos índices glicêmicos;
- Suplementação nutracêutica funcional;
- Tratamento e prevenção da obesidade;
- Prevenção e controle da inflamação crônica subclínica;
- Mapeamento genético;
- Avaliação completa do perfil hormonal;
- Correção dos distúrbios do sono, entre outros.

CONCLUSÃO: TENHA VOCÊ A IDADE QUE TIVER, O MOMENTO DE INICIAR ESSE PROGRAMA É AGORA.

A ÚNICA PESSOA QUE PODE ASSUMIR A RESPONSABILIDADE PELA SUA SAÚDE É VOCÊ.

O que eu estou dizendo é que se você quer se manter saudável pelo maior tempo possível, não pode mais depender simplesmente da ordem natural que a evolução biológica determina.

Já podemos considerar ultrapassada essa ideia de que eu estou envelhecendo e obrigatoriamente vou me deteriorando. Há um novo paradigma. E é isso que eu estou me esforçando em demonstrar em cada uma dessas páginas. Não é possível afirmar que, por meio das ações preventivas aqui propostas, você vá mudar o processo de envelhecimento, muito menos que vá deixar de envelhecer. Isso ainda não é possível. Mas, sim, que é possível controlar a forma e velocidade com os quais esse processo se dará, o que pode resultar em benefícios como melhor qualidade de vida e manutenção da sua capacidade funcional, sem ter que depender de sistemas ou de outras pessoas.

É possível envelhecer sem ficar velho.

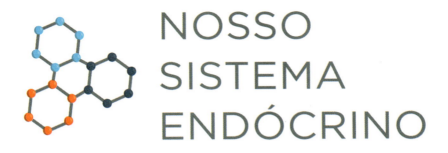

NOSSO SISTEMA ENDÓCRINO

"**Dr. Ítalo, o senhor falou** que nós não perdemos hormônios à medida que envelhecemos. Nós envelhecemos porque perdemos hormônios. É certo isso?"

Muito certo! Porque é por meio do sistema endócrino que nosso corpo faz a regulação de tudo que é necessário à nossa existência. Os hormônios têm funções reguladoras e restauradoras em nosso organismo e à medida que passam os anos, vamos perdendo a capacidade de produzi-los e, por isso, vamos envelhecendo. A velocidade com que isso vai acontecer, já disse, vai depender do meio ambiente, da alimentação, do ritmo de vida que você leva e assim por diante.

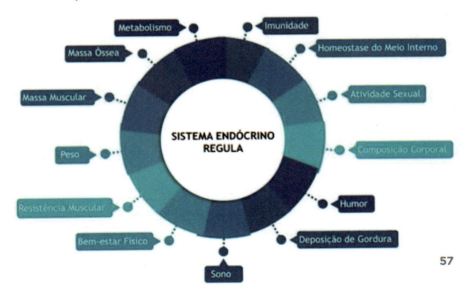

NOSSA VIDA TODA É REGULADA
POR MEIO DO SISTEMA ENDÓCRINO.
ELE FAZ, POR EXEMPLO, A REGULAÇÃO
DA HOMEOSTASE DO MEIO INTERNO.

E o que é isso, Doutor?

Grosso modo, é o interior do nosso corpo. Nossos corpos são adaptados para enfrentar um meio externo variável: luz, calor, frio. Em contrapartida, as células são muito menos tolerantes às mudanças. Para evitar ou minimizar os danos causados por essas mudanças nosso organismo criou e evoluiu diversos mecanismos que mantêm a composição do fluido extracelular, mantendo-o dentro de uma faixa estreita de valores. Esse é o chamado meio interno.

HOMEOSTASE é a estabilidade para que o organismo realize suas funções adequadamente para o equilíbrio do corpo. Os responsáveis pelo controle da homeostase são o sistema nervoso e as glândulas endócrinas. Por exemplo, quando você está com calor ou fazendo exercícios e aumenta a temperatura do corpo, as glândulas sudoríparas liberam suor e dessa forma o corpo é esfriado. A incapacidade na manutenção da homeostase interrompe a função normal das células e resulta em um estado de doença. E isso tudo é regulado pelos hormônios.

Mas a função dos hormônios vai muito além. Eles regulam nossa atividade sexual, humor, deposição de gordura, sono, bem-estar físico, resistência muscular, peso, massa muscular, massa óssea, metabolismo e imunidade.

Desse modo nós passamos a compreender o sistema endócrino como o sistema promotor de regeneração e reparo.

Nosso sistema endócrino

O que é importante que você entenda é que tudo isso tem um limite biológico que é estabelecido pelo cumprimento do objetivo de um ser vivo, que é a reprodução e a perpetuação de sua espécie. Por isso, nossa excelência metabólica acontece aí por 25, 30 anos.

Isso quer dizer que a natureza concede à espécie humana 30 anos para executar essa missão de ter descendentes e deixar seus desdobramentos (o seu legado) genéticos. A partir de 30 anos, ela entende que nós atingimos a nossa maturidade e não há nenhum bom motivo para continuar nos renovando e restaurando por 50, 70, 80, 90, 100 anos.

A grande realidade é que nós, seres humanos, não fomos feitos, nem metabolicamente e nem geneticamente, para manter o corpo em excelentes condições até o final das nossas vidas. A partir do momento que nós ultrapassamos essa barreira dos 30 anos, a natureza nos deixa em completo abandono, à própria sorte.

Essa é a forma mais elegante que a natureza tem de nos dizer que nós deixamos de ter importância e a partir daí perdemos o nosso certificado de garantia. Ela diz assim: "saia da frente que a fila andou e eu preciso lhe substituir. Esse lugar que você está ocupando não lhe pertence mais. Ele vai ser ocupado agora por um indivíduo mais jovem, mais saudável e que possua mais hormônios".

É simples assim. E se você quer contrariar essa determinação da natureza e continuar vivendo mais e melhor, será necessário começar a fazer coisas diferentes.

A analogia que eu gosto de fazer é o de uma conta bancária. Para você manter a saúde financeira de sua conta bancária é muito simples: tem que manter um equilíbrio entre saques e depósitos, de modo que sempre prevaleçam os depósitos. O organismo humano é muito semelhante: vamos trocar conta bancária por metabolismo, depósitos por anabolismo e saques por catabolismo. Equilíbrio metabólico é igual a anabolismo x catabolismo.

ANABOLISMO
É A FASE METABÓLICA RELACIONADA PRINCIPALMENTE À CONSTRUÇÃO E RENOVAÇÃO CELULARES, A PARTIR DO CONSUMO DE ENERGIA.

CATABOLISMO
É QUANDO O ORGANISMO UTILIZA SUAS PRÓPRIAS RESERVAS PARA REPOR E EMPRESTAR ENERGIA A TECIDOS DESGASTADOS.

O que mantém o equilíbrio entre saques e depósitos na nossa conta bancária corporal são os hormônios. Até os 18 a 20 anos de idade, quando acontecem mais reações de construção, nós engordamos a nossa conta bancária. É por isso que eu cresço, é por isso que eu sou jovem, é por isso que minha pele é sedosa, é por isso que eu não adoeço, não canso. Porque nessa fase eu possuo níveis circulantes muito elevados de hormônios que promovem restauro, renovação e reparo.

A partir dos 20, até mais ou menos uns 30 anos, nós entramos numa fase que chamamos equilíbrio anabólico / catabólico.

É na fase de 20 a 30 anos que nós, seres humanos, atingimos o apogeu a nossa performance física, mental e metabólica.

Dos 30 anos em diante, e também em função de algumas variáveis, como toxicidade (se você fuma, por exemplo), estresse, qualidade do sono, e muitas outros fatores, o organismo começa a acelerar o seu catabolismo, passando a sacar mais dessa conta metabólica, do que depositar. E o resultado desse desequilíbrio anabólico x catabólico inevitável: começam a acontecer os processos degenerativos, os fenômenos que provocam a senescência e as chamadas doenças do envelhecimento.

Nosso sistema endócrino

SERUM PREGNENOLONE-SULFATE LEVELS WITH AGING

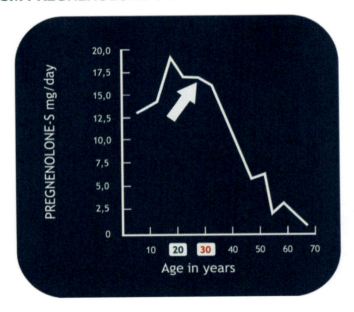

Veja neste quadro o que acontece com os níveis dos principais hormônios que comandam os processos de construção dentro do nosso corpo, como a pregnenolona, por exemplo, que é um hormônio derivado diretamente da molécula do colesterol (uma mudança no carbono 17, do ciclopentanoperidrofenantreno, um lipídio que dá origem aos esteroides, transforma colesterol em pregnenolona). A partir da faixa etária 25 a 30 anos, todos nós vamos sofrer declínio na produção de pregnenolona e ela exerce um efeito de otimização da atividade cerebral. Nessa faixa a produção de pregnenolona tem seu maior pico (17,5mg/dia) e declina a partir dos 30 anos. Quando você chega aos 60 anos de idade a pregnenolona já diminuiu 7 vezes (2,5mg/dia) comparado quando você tinha 20. Quando você chega aos 80 anos de idade, seu corpo está produzindo apenas 5% do que produzia.

Entendem quando eu digo que nós envelhecemos porque perdemos hormônios?

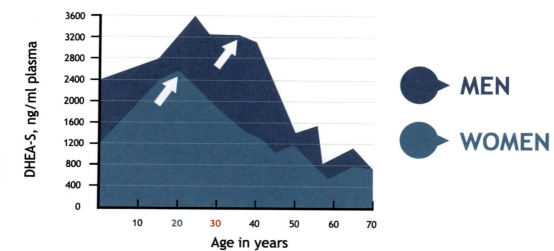

Veja nesse quadro os níveis de DHEA, que como disse anteriormente, trata-se de um hormônio produzido na glândula suprarrenal, que serve de matéria-prima para vários outros hormônios, entre eles o cortisol, testosterona, estradiol, progesterona. Observe o pico na faixa de 20, 30 anos de idade e o que acontece aos 70 anos de vida. E esse hormônio tem mais de 150 funções de reparo e de restauro no corpo humano.

Assim, se você for olhando os gráficos de cada um dos hormônios básicos, como a melatonina, os hormônios precursores da tireoide e o estradiol: nas mulheres começa a diminuir a

Nosso sistema endócrino

partir dos 30, 35 anos, a testosterona, nos homens, começa a diminuir a partir dos 30 a 40 anos e assim por diante. Então, nós temos que compreender que isso não é casual. É uma forma sorrateira que a natureza tem de dizer: "Sai fora, você vai ser substituído por alguém mais saudável, mais jovem e que possua mais hormônios".

Mais uma razão pela qual eu disse que os hormônios não caem porque nós envelhecemos, mas nós envelhecemos porque os hormônios caem.

Analisando o grupo de hormônios que comandam a construção e anabolismo, *versus* o grupo de hormônios que comandam destruição e catabolismo, nós vamos ver uma coisa muito interessante e esclarecedora. O pico da performance humana, física e mental acontece exatamente na faixa de idade no momento em que cada um de nós tem uma quantidade muito elevada de hormônios que comandam anabolismo e uma quantidade reduzida de hormônios que comandam o catabolismo.

E, a partir do momento em esses níveis se invertem e passamos a ter mais hormônios que comandam catabolismo do que os que comandam o anabolismo, nosso corpo passa a sofrer os sinais de um processo que conhecemos como envelhecimento.

Só um detalhe: não é por meio do equilíbrio hormonal que nós vamos parar de envelhecer. O equilíbrio hormonal mantém nossas células com a capacidade de restaurar e reparar. E esse processo de restauro e reparo é fundamental para uma vida longa e mais saudável, com menos comorbidades, e menos chances de desenvolver as denominadas doenças próprias do envelhecimento.

Observemos a testosterona, por exemplo, que é um hormônio que comanda mais de 200 funções metabólicas do organismo do homem. Para se ter ideia da importância desse hormônio para saúde masculina, basta dizer que a testosterona tem três vezes mais ação no coração, do que no sistema reprodutor. Não seria exagero rebatizar o hormônio com o nome de "cardiosterona".

Homens com níveis baixos de testosterona são considerados como potenciais portadores de risco para doenças coronarianas. Um estudo publicado em 2015 acompanhou durante 10 anos dois grupos de homens com níveis baixos de testosterona e idades cronológicas semelhantes. Um grupo fazia a reposição de testosterona e o outro não fazia. A mortalidade observada entre os que não fizeram a reposição foi o dobro do outro grupo.

Os estudos mostram que manter os níveis de hormônios não apenas permite que se viva mais, como também que se viva melhor. Pessoas com deficiências ou insuficiências hormonais exibem uma natural tendência a viver menos e com pior qualidade.

E o mais relevante legado desses estudos, é que eles apontam que indivíduos que estão com deficiências hormonais, quando passam a fazer a reposição, sua expectativa de vida é devolvida a níveis normais. Ou seja: é importantíssimo compreendemos que o alicerce de uma vida saudável se chama equilíbrio hormonal. Isso acontece, dentre outras coisas, porque os hormônios contribuem para o restabelecimento do equilíbrio anabólico x catabólico.

As pessoas que fazem reposição hormonal tendem, ao longo do tempo, a produzir níveis menores de hormônios que controlam ações destrutivas no nosso corpo, que chamamos de catabolismo, e, ao mesmo tempo, níveis maiores de hormônios que comandam as ações de construção de reparo que nós chamamos anabolismo.

Para que você entenda mais facilmente como se dá esse processo, vou fazer uma analogia.

Nosso sistema endócrino

A ORGANIZAÇÃO DOS HORMÔNIOS É MUITO PARECIDA COM UM EXÉRCITO. NUM QUARTEL, ALGUNS MANDAM MAIS, SÃO MAIS PODEROSOS DO QUE OUTROS. TEM O GENERAL QUE MANDA NO CORONEL, QUE DÁ ORDENS AO CAPITÃO, QUE DÁ ORDENS AO TENENTE, AO SARGENTO, AO CABO... E ASSIM, SUCESSIVAMENTE, ATÉ CHEGAR AO SOLDADO. POIS VEJAM, OS HORMÔNIOS FUNCIONAM DE MODO MUITO SE-MELHANTE: ALGUNS MANDAM MAIS, OUTROS MENOS.

Você poderia me perguntar: Doutor, onde tudo isso começa?

Começa com uma glândula do tamanho mais ou menos de uma ervilha, localizada lá no meio de nosso cérebro chamada epífise ou pineal.

A glândula pineal é quem controla todo o ciclo de vida humano, regulado a partir do ciclo circadiano. O corpo humano é como se fosse uma porção de relógios, sincronizados, que determinam quando devemos dormir, acordar, conversar, comer etc. É o nosso relógio biológico ou, em termos mais científicos, o ritmo circadiano. Nosso corpo possui mais de 100 ritmos circadianos e tudo isso é regulado pela luz Solar.

O Sol manda ao nosso corpo mensagens luminosas que são decodificadas pela glândula pineal. Quem comanda todo nosso organismo, ajustando desde o meio interno ao meio externo (lado de dentro/lado de fora) é essa glândula. Ela é o "general".

Portanto: a vida depende do ciclo solar, assim como nossos hormônios. Você vai compreender que o passo principal para a manutenção de níveis hormonais fisiológicos é o ato de dormir.

— Mas, Dr. Ítalo, se fosse assim eu não teria problemas porque eu durmo.

Sim. Mas dormir nos horários certos e não a qualquer hora. Por exemplo, para você preservar sua saúde e a regulação de seus hormônios, o horário máximo para você ir para cama é 22 horas.

Funciona assim: a natureza sinaliza com o Sol, que manda os códigos que vão dizer ao nosso corpo para funcionar, trabalhar e usar energia. Quando o Sol se põe, as mensagens que ele manda e a pineal decodifica, mudam de parâmetro, se invertem. Elas começam a dizer à pineal que é hora de dormir, restaurar e renovar.

Quando o ser humano inventou a energia elétrica, começou a romper nosso equilíbrio metabólico, condicionado ao clico circadiano, desenvolvido ao longo de milhares de anos de evolução.

A cada dia que você deixa de dormir no seu limite biológico, que é entre 9 e 10 da noite, você está rompendo seu equilíbrio fisiológico e está acelerando de forma brutal e desnecessária seu envelhecimento. Quero dizer com isso que a base do equilíbrio hormonal é o respeito ao ciclo circadiano. Eu preciso trabalhar durante a luz solar e eu preciso dormir durante a escuridão.

Para regular esse sistema a glândula pineal produz uma molécula chamada melatonina. Essa é a molécula que no corpo humano mantém a capacidade de pineal adaptar nosso corpo ao meio interno e do meio externo, além de manter o equilíbrio dos sistemas neuro-endócrino-reprodutivo-imunológico. Quanto mais tarde ou quanto menos tempo eu durmo, mais eu abrevio a vida útil da pineal e provoco aceleração dos processos de envelhecimento.

NOSSO DEVER DE CASA É DORMIR. QUANDO DEIXO DE DORMIR NO HORÁRIO CERTO, ESTOU NÃO APENAS ACELERANDO O PROCESSO DE ENVELHECIMENTO, COMO FICANDO MAIS VULNERÁVEL ÀS DOENÇAS E PROBLEMAS, QUE NEM DEVERIAM EXISTIR NA MINHA VIDA.

Nosso sistema endócrino

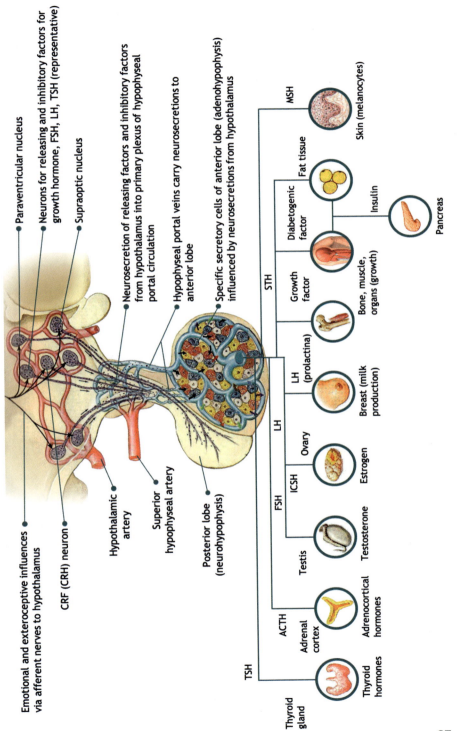

Então, repito: a glândula pineal é o general que comanda tudo. Ela conversa diretamente com um centro chamado hipotálamo que produz um grupo de outros hormônios, que são, nesse cenário, os coronéis.

Esses coronéis vão enviar mensagens para outra glândula, a hipófise. E ela vai produzir uma série de outros hormônios, os tenentes, que vão enviar mensagens de comando para cada uma das glândulas de nosso corpo.

Por exemplo, quando essa ordem chega à tireoide, ela começa a produzir hormônios tireoidianos; quando chega à suprarrenal, começa a produzir DHEA, cortisol; quando chega aos ovários, eles produzem estradiol e progesterona; nos testículos, a resposta é a produção de testosterona e assim por diante...

Quando esses hormônios são produzidos, eles caem na corrente sanguínea e vão procurar receptores, que estão presentes nas células. Pra ficar mais fácil de você entender, é como se o hormônio fosse uma chave e o receptor da célula, a fechadura. Quando a chave certa chega na fechadura certa, ela vai provocar uma reação no núcleo da célula e assim ela passa a produzir uma nova proteína.

É ASSIM QUE A VIDA FUNCIONA. COMO UM QUARTEL.

VEM A ORDEM DE CIMA E ELA VAI PASSANDO PELA CADEIA DE COMANDO ATÉ CHEGAR AO SOLDADO, QUE EXECUTA A ORDEM. NESSA ANALOGIA, A CÉLULA É O SOLDADO.

E o interessante é que essa cadeia de comando do nosso corpo atua nos dois sentidos. Assim que o soldado executa a ordem, ele devolve o comando, informando ao general o que foi feito e assim o general pode regular a produção de todas essas substâncias. Então, veja a beleza e a delicadeza desse sistema.

Esse mecanismo pode ser mantido funcional por muito mais tempo ou não, através da manutenção da integridade e sensibilidade da central geral de controle do corpo humano, a chamada epífise ou glândula pineal.

— E como é que eu posso manter a integridade da minha glândula pineal, doutor?

SIMPLES: DORMINDO.

DORMINDO NOS HORÁRIOS CERTOS, VOCÊ PODE MANTER OS NÍVEIS ÓTIMOS DE MELATONINA. E COM ESSES NÍVEIS REGULADOS, OS DEMAIS SISTEMAS TENDEM A FUNCIONAR MELHOR, COM MAIS EQUILÍBRIO E POR MAIS TEMPO.

Para saber se uma pessoa tem uma deficiência de melatonina é muito simples. Basta perguntar: o seu sono é bom? Você dorme sem dificuldades? Dorme a noite toda sem acordar? Você consegue acordar sem despertador, quando os primeiros raios de Sol batem na sua pele ou na sua janela? E o mais importante: você acorda pronto para iniciar um novo dia? Se as respostas a uma ou mais dessas perguntas for não, você pode estar diante de uma pessoa deficiente de melatonina.

Eu repito: quanto mais eu ofendo esse limite metabólico das 22 horas e durmo uma, duas, três, quatro vezes por semana após as 10 horas da noite, mais rapidamente eu vou exaurir a capacidade de controle dos sistemas interno/externo.

— Como isso acontece na prática, doutor?

É assim: na escuridão da noite, sua retina envia uma mensagem para uma área lá dentro do cérebro denominada núcleo supraquiasmático (é um centro primário de regulação dos ritmos circadianos), a partir do momento em que essa mensagem chega, esse núcleo avisa a pineal para começar a sintetizar melatonina, dando início a todo o processo que eu já expliquei.

É por isso que além de dormir nos horários certos, temos que nos preocupar com o nível de luminosidade do ambiente. Não adianta você dormir às 22 horas, estar com a luz acesa, ou aquele ledzinho da televisão aceso, ou o ledzinho azul ou verde do ar condicionado, do celular e assim por diante.

Basta uma lâmpada dessas enviar para a sua pele a mensagem de que tem claridade, que você já não entra em sono profundo e a pineal não recebe o comando adequado para produzir melatonina e todo o sistema começa a entrar em desequilíbrio e posterior colapso. É o que chamamos de dessincronização neuro-endócrino-reprodutivo-imunológica.

Esse conhecimento serve de alerta geral. A maioria dos ambientes de dormir hoje tem essa parafernália de aparelhos, com vários sensores ligados durante a noite. E sabe o que está acontecendo com essas pessoas? Estão envelhecendo de forma acelerada!

Essas pessoas serão os primeiros possíveis candidatos a adquirirem as chamadas "doenças próprias e inevitáveis da velhice", porque estão se matando de forma inconsciente.

Nosso sistema endócrino

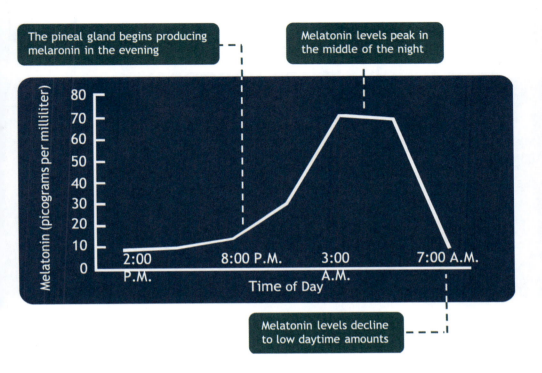

Veja nesse quadro, como se dá o processo de reequilíbrio hormonal. É o que costumo denominar de gráfico da vida. Observe como a natureza funciona. A natureza diz o seguinte: "até 9 horas da noite você tem que dormir (no máximo até 10 horas) porque a partir desse momento a pineal começa a produzir melatonina que, por sua vez, comanda os processos metabólicos de reparo e restauro".

Entre uma e quatro horas da manhã atingimos o pico de melatonina. É o período em que a pineal entra em repouso e pode, desse modo, manter sua capacidade de controle sobre os sistemas externo e interno.

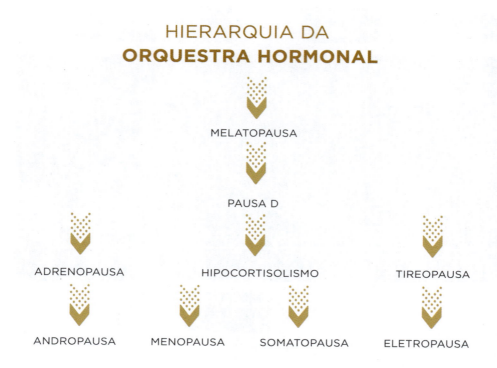

ENTÃO, O PRIMEIRO PASSO PARA ORGANIZAR
ESSA ORQUESTRA HORMONAL É CUIDAR DO SONO.
ELE É QUEM PERMITE QUE A GLÂNDULA PINEAL
**DE AS ORDENS CORRETAS, NAS HORAS CERTAS,
NAS QUANTIDADES CERTAS, PARA TODOS OS ÓRGÃOS,**
PERMITINDO QUE NOSSO CORPO SE BENEFICIE COM O
RESTAURO. SE VOCÊ NÃO TEM ESSE SONO REPARADOR,
**VOCÊ ESTÁ ENVELHECENDO MAIS CEDO,
VOCÊ ESTÁ ABREVIANDO SEU TEMPO**
E QUALIDADE DE VIDA NESSE PLANETA.

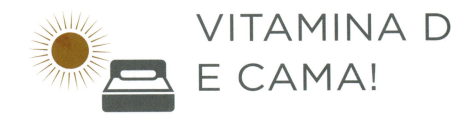

VITAMINA D E CAMA!

Vou explicar como o sono é importante para evitar o envelhecimento precoce, promover a melhoria da qualidade de vida e a manutenção dos seus hormônios essenciais.

SUBESTIMAR O IMPORTANTE PAPEL

DOS HÁBITOS DE VIDA

PARA UM ENVELHECIMENTO SADIO

É UM EQUÍVOCO RELATIVAMENTE

COMUM DOS DIAS ATUAIS.

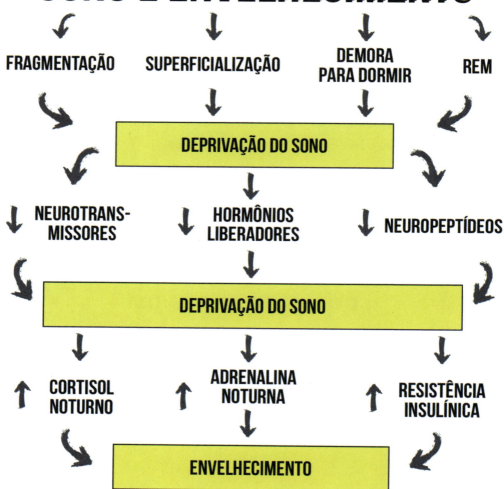

Vitamina D e cama!

A qualidade do seu sono possui uma influência efetiva sobre sua saúde e produtividade com o passar dos anos. É durante o sono que diversos processos hormonais importantes ocorrem e garantir seu correto funcionamento, à medida que a idade avança, torna-se cada vez mais imprescindível.

Conforme o processo de envelhecimento ocorre, é normal que alterações hormonais se intensifiquem. A melatonina produzida na glândula pineal cai em até 50%. A fase rem do sono fica cada vez mais curta. Em paralelo, a queda na capacidade de produção do dhea e na síntese de neurotransmissores, como um todo, dificulta as interações neuroendócrinas e metabólicas. O aumento da resistência à insulina e dos níveis de adrenalina e cortisol ocorre como consequência destes eventos.

Daí a necessidade primordial de priorizar um sono de qualidade, uma vez que todos os processos hormonais já são automaticamente alterados e podem ser ainda mais agravados mediante disfunções progressivas ocasionadas pela degradação do sono.

É importante notar que a cadeia "degradativa" se realimenta, com a tendência de que o corpo seja cada vez mais incapaz de se "reenergizar" para um pleno funcionamento após as horas de descanso. Procure, então, retomar o controle da saúde na medida do possível, mantendo um sono consistente, profundo e regenerador todas as noites.

PAPEL DO SONO NO ENVELHECIMENTO

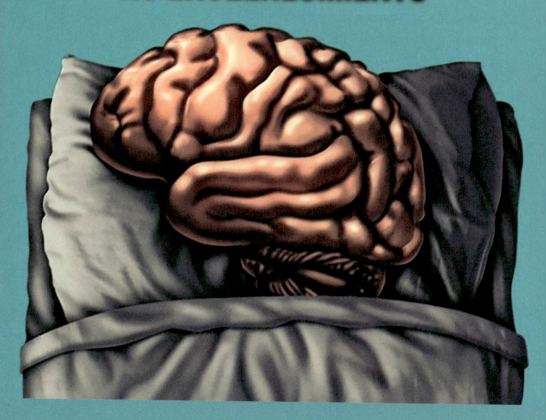

Vitamina D e cama!

VOCÊ TEM PRIORIZADO SEU SONO?

Após os 50 anos de idade, a quantidade de sono tende a diminuir 27min/dia a cada década. O sono irregular, fragmentado, torna-se frequente e o tempo em que se permanece acordado aumenta.

A fase REM do sono mais profundo, associada aos sonhos, também decai cerca de 50% após os 50 anos. A partir daí, este fenômeno biológico de vital importância para a reparação celular e outros tantos processos metabólicos torna-se desregulado e superficial.

Tal privação do sono acarreta na redução da capacidade de produção de neurotransmissores, neuropeptídios e hormônios liberadores. Alterações neuroendócrinas e metabólicas de todo tipo são intensificadas, por sua vez, levando ao aumento de produção noturna de cortisol e adrenalina, além do aumento da resistência insulínica.

Os processos catabólicos do envelhecimento, já em curso, são potencializados. Ironicamente, este último fenômeno acaba não raro levando a uma piora no grau de privação do sono do paciente. Um loop do sono de má qualidade está estabelecido.

O que fazer para prevenir este estado vicioso?

Pontuei atitudes muito práticas, que podem ser colocadas em ação hoje mesmo.

- Jamais consumir carnes vermelhas após as 16h.
- Limitar as refeições da noite até às 19h. Dar preferência para saladas e proteínas magras com baixo teor de gordura.
- Limitar o tempo para dormir a no máximo 23h.
- Ambiente o mais escuro e silencioso possível.
- Avaliar junto ao seu médico, se existe a indicação terapêutica de suplementação de melatonina.

Tinha uma propaganda antiga que dizia que quando você estivesse gripado, deveria tomar vitamina C e cama. Vamos mudar um pouco isso: cama na hora certa e vitamina D. Esse é o segundo passo que nós vamos dar na direção de respeitar a cadeia de comando de nosso corpo.

A segunda estrutura que eu tenho que cuidar e otimizar é o meu sistema produtor de vitamina D, que na verdade nem é uma vitamina. É um hormônio esteroide que controla mais de 3 mil genes do corpo humano. Essa chave é tão importante, que abre fechaduras em todas as células do corpo humano. Todas! E 90% das pessoas de todo o planeta são severamente deficientes de hormônio D.

Isso porque, da maneira como vivemos hoje, nosso corpo jamais vai conseguir cumprir com sua função de produzir a quantidade diária que necessita. Muito menos apenas tomando sol.

PELA SIMPLES RAZÃO DE QUE NÃO TOMAMOS SOL
NO TEMPO NECESSÁRIO, COM A QUANTIDADE DE PELE
NECESSÁRIA EXPOSTA À LUZ E NEM DESPROTEGIDOS.

Ainda mais porque há uma notória tendência moderna de demonização dos raios solares. Ele brilha ali fora há 4,5 bilhões de anos e descobriram recentemente que faz mal. E que para você tomar sol é preciso usar protetor solar. Só que no momento em que você usa esse produto, você impede o corpo de transformar a matéria-prima chamada 7-dehidrocolesterol em vitamina D.

Um estudo recente mostrou que 88% das crianças já nascem com deficiência de hormônio D. Por quê? Porque as mães são a única fonte desse hormônio durante a gestação e como elas também são deficientes, as chances de as crianças não serem é

Vitamina D e cama!

zero. Elas também vão nascer deficientes desse hormônio, claro. E a defasagem desse hormônio na infância é o principal fator responsável por alergias, bronquite, infecções respiratórias. Essas crianças deficientes estão aí fazendo fila nas Unidades de Pronto Atendimento (UPAs) para receber nebulização ou antibiótico, porque estão gripadas, com problemas respiratórios etc.

É UM VERDADEIRO ABSURDO!

Nós sabemos hoje que a deficiência de hormônio D é a principal causa evitável de mortes, em todo planeta. Seu déficit está relacionado com aumento do infarto do miocárdio, com o aumento do risco de Alzheimer, doenças autoimunes, artrite, artrose, câncer, osteoporose, neurodegeneração, hipertensão, diabetes e uma série de doenças que não deveriam nem existir. Isso se nós compreendêssemos que estamos diante de um hormônio e não de uma vitamina. E que o principal papel desse hormônio é controlar a taxa de transcrição do RNA dentro das células.

A DEFICIÊNCIA DE VITAMINA D
É UMA PANDEMIA.

E é uma coisa complicada de se resolver porque há uma quantidade ínfima de vitamina D presente na natureza. A quantidade que nosso organismo obtém desse hormônio por meio dos alimentos e tomando sol (como tomamos) é insuficiente para o atendimento das nossas múltiplas e complexas demandas metabólicas.

Outro ponto que é preciso que você saiba é que as necessidades diárias da chamada vitamina D, requeridas para completa suficiência metabólica de nosso corpo, se encontram em patamares muitas vezes acima daqueles considerados referências

Medicina do futuro no presente - Os segredos da longevidade saudável

pelas RDAs (ingestão diária recomendada, veja no glossário). Isso quer dizer que, se você seguir (e ninguém segue, hein?!) a recomendação de ingestão mínima diária dessa vitamina, não vai estar nem chegando perto do que o seu corpo realmente necessita.

Isso acontece porque as análises de recomendações diárias mínimas para utilização da vitamina D foram estabelecidas há 65 anos (precisamente em 1963, pelo Instituto Americano de Medicina). E para piorar, ela foi medida para o tratamento de doença e não otimização da saúde. E isso numa época que inexistia qualquer suporte de evidências práticas ou científicas que ajudassem a determinar, com certeza cientifica, quais os níveis de vitamina D realmente necessários para uma pessoa.

Aliás, fazendo um parêntese aqui, se você me permite, essa questão das RDAs, que são valores de referência que a medicina segue como padrão, é muito discutível. Isso porque essas medidas foram feitas há muito tempo, quando não se tinha o conhecimento que temos hoje e, muitas vezes, sequer foi utilizado um método científico. A pesquisa era empírica mesmo. E até, pelos padrões atuais, antiética.

Por exemplo: veja como fizeram, no início do século XX, para estabelecer os valores mínimos necessários de ingestão diária de vitamina C, que é (até hoje!) de 60 miligramas. Pegaram um grupo de pessoas e retiraram completamente essa vitamina de suas dietas diárias. Elas ficaram privadas da vitamina C até o momento em que começaram a apresentar sangramentos gengivais. E aí começaram um processo inverso: foram repondo gradativamente as vitaminas em doses mínimas diárias, até que o sangramento parasse. E ali, nesse ponto de corte, que foi de 60 mg/dia, ficou estabelecida a RDA.

Isso, além de antiético, é absurdo e não tem base cientifica nenhuma. Hoje sabemos que 60 mg é uma dose suficiente

Vitamina D e cama!

apenas para que uma pessoa não desenvolva, por exemplo, escorbuto, que é uma doença que tem como primeiros sintomas hemorragias nas gengivas, dores nas articulações, feridas que não cicatrizam, além de desestabilização dos dentes e é provocada pela carência grave de vitamina C na dieta.

Então, é preciso que nós tenhamos uma nova compreensão, à luz dos conhecimentos científicos, sobre a fisiologia do corpo humano, do que realmente são essas recomendações de ingestão diária. E mais: repensar esses níveis, não mais para evitar as doenças, mas para atingir o estado ótimo de saúde.

Voltando ao caso da vitamina D, que é o foco desse capítulo, há 65 anos foi definido que uma pessoa necessita diariamente de algo entre 200 e 400 unidades internacionais. Mas essa é a dose mínima determinada apenas para prevenção de raquitismo em crianças ou a osteomalácia (doença óssea caracterizada por ossos frágeis e quebradiços, que ser confundida com a osteoporose) em adultos. Isso porque o conhecimento a respeito da vitamina D (que nem é uma vitamina como achavam, mas um hormônio, como já mencionei aqui), era restrito ao metabolismo do cálcio, por exemplo. Hoje nós sabemos que a vitamina D tem funções (é chave, como disse lá atrás) para abrir cadeados em todas as células de nosso corpo. Isso quer dizer que ela transcende em muito o que se pensava e, por conclusão lógica, deve ser ingerida, deve circular no nosso organismo, em níveis muitas vezes maiores do que aquelas que foram definidas inicialmente pela RDA.

Existe aí uma discrepância, um abismo, entre o que foi determinado, muitas vezes empiricamente, como dose para não deixar chegar à doença, e o mínimo necessário para manter a integridade do organismo e otimizar saúde.

O que eu quero que você entenda, amigo leitor, é que quando é feito um exame laboratorial de dosagem de vitamina D, os níveis considerados normais podem estar bem distantes dos níveis ótimos de que o seu corpo necessita para manter incontáveis funções que são reguladas por esse importante hormônio.

Isso porque o laboratório utiliza como base parâmetros de referência (a RDA determina de 11 a 30 nanogramas por ml) completamente obsoletos, que se encontram muito abaixo dos níveis requeridos pelo seu organismo para atingir a excelência metabólica.

É um absurdo determinar que uma pessoa tenha deficiência de vitamina D, somente a partir do momento em que ela chega abaixo de 12. Isso está trazendo problemas e repercussões do mundo inteiro. Se o mínimo necessário de vitamina D diário tem que estar muito acima do que a RDA determina, o diagnóstico laboratorial também deve obedecer a limites muito acima daquilo que é considerado como normal.

Mas para essa mudança, é preciso entender o potencial da vitamina D no tratamento e prevenção de doenças e comorbidades. A quantidade não pode mais ser apenas estabelecida por níveis de referências considerados "normais". Eles têm que ser ótimos e não normais, para que nosso organismo tenha um nível metabólico de excelência e assim possamos utilizar os recursos terapêuticos da vitamina D, visando potencializar a saúde.

Há inúmeros distúrbios e desordens metabólicas, por exemplo, provocados pela insuficiência de vitamina D no organismo, que ameaçam todas as fases da vida humana, desde o período fetal até a senescência ou "velhice". Há uma extensa lista de doenças e comorbidades, de gravidade variável, que não apenas ameaçam a nossa integridade como provocam milhões de mortes de necessárias em todo planeta.

Vitamina D e cama!

A INSUFICIÊNCIA DE VITAMINA D
PODE ESTAR RELACIONADA À DOENÇA HIPERTENSIVA
ESPECÍFICA DA GRAVIDEZ QUE É A PRÉ-ECLÂMPSIA,
TRABALHO DE PARTO PROLONGADO
(O QUE LEVA AO AUMENTO DA INCIDÊNCIA DE CESÁREAS),
DISTÚRBIOS RESPIRATÓRIOS NA CRIANÇA,
ASMA, ALERGIAS, DIABETES TIPO 1, E POR AÍ VAI.

Como já disse, a deficiência intrauterina de vitamina D está diretamente relacionada à incapacidade de atingimento da altura geneticamente programada, baixa densidade mineral óssea e aumento de riscos de fratura na idade adulta. O que significa que essas crianças não só vão adoecer mais, como não vão atingir a estatura prevista geneticamente. Podem ter deficiência auditiva, esclerose múltipla, artrite reumatoide, doença de Crohn, osteopenia, osteoporose, câncer, doenças infecciosas, doenças autoimunes, acidente vascular cerebral, diabetes tipo 2, epilepsia, enxaquecas etc.

Ou seja, a otimização dos níveis vitamina D através de uma criteriosa suplementação sob supervisão médica pode prestar uma importante contribuição para uma vida mais saudável, plena e com menos doenças. E isso digo não por achismo, nem baseado em conjecturas empíricas (como foram determinadas as RDAs), mas a partir de comprovação solidamente embasada em preceitos da fisiologia e fartamente documentada em periódicos científicos internacionais do mais alto fator de impacto e credibilidade. Trata-se de um modelo embasado em ciências e em evidências clínicas e práticas do dia a dia.

**A VITAMINA D É O PRINCIPAL HORMÔNIO
RESPONSÁVEL PELA CAPACIDADE NATURAL DE
CONTROLAR O SISTEMA IMUNOLÓGICO.
VÁRIAS DOENÇAS PODERIAM E PODEM SER EVITADAS,
OU NO PIOR DOS CENÁRIOS, MINIMIZADAS, A PARTIR
DO MOMENTO EM QUE OS PROFISSIONAIS
DA SAÚDE TIVEREM O CONHECIMENTO E A COMPREENSÃO
DA IMPORTÂNCIA DESSE HORMÔNIO PARA A VIDA HUMANA.**

O que chamam de vitamina D é da mesma família de hormônios esteroides da pregnenolona, da androstenediona, da progesterona, da aldosterona, do cortisol, da testosterona, da estrona, do estradiol do estriol etc. que se encontra em pequenas porções em alimentos como salmão, atum, sardinha e óleo de fígado de bacalhau e ostras, além de cereais.

Table 1
Various Food, Nutritional Supplement, and Pharmaceutical Forms of Vitamin D

Source	Vitamin D content IU = 25 ng
Natural sources	
Cod liver oil	$\sim$400–1,000 IU/tsp vitamin D_3
Salmon, fresh wild caught	$\sim$600–1,000 IU/3.5 oz vitamin D_3
Salmon, fresh farmed	$\sim$100–250 IU/3.5 oz vitamin D_3, vitamin D_2
Salmon, canned	$\sim$300–600 IU/3.5 oz vitamin D_3
Sardines, canned	$\sim$300 IU/3.5 oz vitamin D_3
Mackerel, canned	$\sim$250 IU/3.5 oz vitamin D_3
Tuna, canned	236 IU/3.5 oz vitamin D_3
Shiitake mushrooms, fresh	$\sim$100 IU/3.5 oz vitamin D_2
Shiitake mushrooms, sun dried	$\sim$1,600 IU/3.5 oz vitamin D_2
Egg yolk	$\sim$20 IU/yolk vitamin D_3 or D_2
Sunlight/UVB radiation	$\sim$20,000 IU equivalent to exposure to one minimal erythemal dose (MED) in a bathing suit. Thus, exposure of arms and legs to 0.5 MED is equivalent to ingesting $\sim$3,000 IU vitamin D_3
Fortified foods	
Fortified milk	100 IU/8 oz usually vitamin D_3
Fortified orange juice	100 IU/8 oz vitamin D_3
Infant formulas	100 IU/8 oz vitamin D_3
Fortified yogurts	100 IU/8 oz usually vitamin D_3
Fortified butter	56 IU/3.5 oz usually vitamin D_3
Fortified margarine	429/3.5 oz usually vitamin D_3
Fortified cheeses	100 IU/3 oz usually vitamin D_3
Fortified breakfast cereals	$\sim$100 IU/serving usually vitamin D_3
Pharmaceutical sources in the United States	
Vitamin D_2 (ergocalciferol)	50,000 IU/capsule
Drisdol (vitamin D_2) liquid	8,000 IU/cc
Supplemental sources	
Multivitamin	400 IU vitamin D[a]; vitamin D_2 or vitamin D_3
Vitamin D_3	400, 800, 1,000, 2,000, 10,000, and 50,000 IU

[a]Vitamin D or calciferol usually means the product contains vitamin D_2. Ergocalciferol or vitamin D_2 means it only contains vitamin D_2.

Cholecalciferol or vitamin D_3 indicates the product only contains vitamin D_3. Reproduced with permission Holick copyright 2007.

Nesse quadro você tem uma tabela com as principais fontes de vitamina D e as concentrações médias de cada um desses alimentos. Do lado esquerdo, estão alinhados as principais fontes de vitamina D e na direita as respectivas concentrações médias de cada porção desses alimentos.

CONCLUÍMOS O SEGUINTE, PELA LEITURA DO QUADRO:
NÃO HÁ ALIMENTO QUE NOS FORNEÇA A QUANTIDADE ADEQUADA PARA GARANTIR UM NÍVEL ÓTIMO DE VITAMINA D.

VEJAM NO QUADRO SEGUINTE AS NECESSIDADES DE NOSSO ORGANISMO, NAS DIVERSAS FAIXAS DE IDADE.

Table 3
Adequate Intake (AI) Tolerable Upper Limit (UL) Recommendations by IOM and Reasonable Daily Allowance and Safe Upper Levels (SUL) for Vitamin D Based on Published Literature

| | IOM | | Reasonable | |
	AI [IU (μg)/day]	UL [IU (μg)/day]	Daily allowance (IU/day)	SUL [IU/day]
0–6 month	200 (5)	1,000 (25)	400–1,000	2,000
6–12 months	200 (5)	1,000 (25)	400–1,000	2,000
1–18 year	200 (5)	2,000 (50)	1,000–2,000	5,000
19–50 year	200 (5)	2,000 (50)	1,500–2,000	10,000
51–70 year	400 (10)	2,000 (50)	1,500–2,000	10,000
71+ year	600 (15)	2,000 (50)	1,500–2,000	10,000
Pregnancy	200 (5)	2,000 (50)	1,500–2,000	10,000
Lactation	200 (5)	2,000 (50)	1,500–2,000	10,000
			4,000–6,000 (for infant's requirement)	

Comparando esses quadros, você percebe que há necessidade de reposição de vitamina D no organismo de forma artificial, porque não há, na natureza, as doses necessárias. E mesmo fazendo a reposição, ainda há a necessidade de se ajustar as doses dependendo de alguma condição clínica. Por exemplo, a pessoa obesa vai necessitar de doses maiores.

EXPOSIÇÃO REGULAR AO SOL NÃO FORNECE A QUANTIDADE DE VITAMINA D QUE NOSSO CORPO PRECISA.
AS NECESSIDADES QUE NÓS TEMOS HOJE SÃO MUITAS VEZES MAIORES DO QUE SÃO RECONHECIDAS PELOS CONSELHOS E REFERÊNCIAS DA MEDICINA TRADICIONAL. O RESULTADO DESSE CENÁRIO É QUE, TODO INDIVÍDUO QUE HABITA ESTE PLANETA TEM, HOJE, QUE SUPLEMENTAR ARTIFICIALMENTE.

O ambiente em que nós vivemos impede que nossos corpos produzam até mesmo a quantidade mínima necessária de vitamina D.

Hoje nossas crianças vivem em um ambiente inadequado à síntese ideal de vitamina D. Antes era comum brincar de pega-pega no quintal exposto à luz solar. E as crianças vivem e brincam hoje em ambientes artificiais, com baixa exposição à luz solar.

Moramos em casas e apartamentos cada vez mais fechados e com menos luz solar, nossos carros têm filtro de proteção nas janelas, o escritório é fechado, a garagem é subterrânea e quando a gente sai ao sol, de roupa, ainda pas- sa filtro solar nos pedacinhos de pele que sobram.

Essas são as causas diretas da deficiência de vitamina D. Não tem como o processo ocorrer fisiologicamente.

POR ISSO REPITO: **TODOS OS SERES DESSE PLANETA,** HOJE, PRECISAM DE REPOSIÇÃO ARTIFICIAL **DESSE HORMÔNIO, QUE É DE VITAL** IMPORTÂNCIA NÃO APENAS PARA A QUESTÃO DO ENVELHECIMENTO, **MAS PARA A VIDA.**

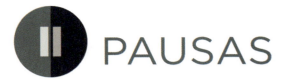

PAUSAS

Não... Ainda não é hora do cafezinho...

Vamos falar das quedas hormonais que todos nós (homens e mulheres) experimentamos ao longo da vida ou, mais frequentemente, a partir dos 30 anos de idade. Se o nosso perfil hormonal não for corretamente avaliado e os níveis hormonais corrigidos, não para evitar os sintomas e as doenças próprias dessas pausas, mas para termos saúde, apesar delas (e minimizando seus efeitos), poderemos ser afetados de maneira implacável, com efeitos devastadores no nosso organismo. Vimos até aqui que nós, humanos, possuímos sistemas biológicos abertos por meio dos quais matéria e energia fluem e sofrem influência de incontáveis fatores internos e externos.

> DESDE O ALIMENTO QUE COMEMOS
> ATÉ O AR QUE RESPIRAMOS,
> PASSANDO PELO MEIO AMBIENTE EM QUE VIVEMOS,
> TUDO CAUSA FORTE IMPACTO
> NOS PROCESSOS DE ENVELHECIMENTO,
> QUE ACONTECEM PRIMEIRO EM NÍVEL CELULAR.

Variações na velocidade e nos padrões de desordem em moléculas que constituem nossos tecidos podem ser a explicação do porque alguns dos nossos órgãos envelhecem mais rapidamente do que outros e também podem justificar a razão da velocidade do envelhecimento sofrer variações tão amplas de indivíduo para indivíduo.

Como os hormônios são os mensageiros químicos que controlam todos os processos de reparo, permeabilidade da membrana celular, ativação de enzimas e síntese de proteínas, a partir do período compreendido ente os 25 a 30 anos de vida, iremos, todos nós (e sem exceção), experimentar um crônico, cumulativo e irreversível declínio na capacidade de produção de hormônios que controlam o anabolismo, ao mesmo tempo em que sofremos com a concomitante e inversa elevação da capacidade de produção de hormônios que controlam o catabolismo.

E à medida que nossos sistemas de produção hormonal vão sofrendo exaustão, passamos a produzir cada vez menos hormônios anabólicos, de modo que, quando esta produção cai abaixo dos níveis fisiológicos, instalam-se as múltiplas deficiências hormonais, que dentro do contexto da medicina da longevidade denominamos pausas humanas.

— E o que são essas pausas, Dr. Ítalo?

Tanto no homem, quanto na mulher a queda dos níveis hormonais tem efeito imediato e precisa de atenção. A redução da produção de estradiol (que é um hormônio produzido nos ovários) na mulher, dá início à menopausa. No homem, quando caem os níveis de testosterona, tem início a andropausa.

Mas não são só estas as pausas, apesar de serem mais conhecidas. Ao não conseguir mais produzir ou liberar o hormônio do crescimento (GH), a hipófise sinaliza com a instalação da somatopausa. Eletropausa é a incapacidade do cérebro manter níveis circulantes elevados de pregnenolona, enquanto que, ao esgotar a sua capacidade funcional, a córtex suprarrenal dá início aos processos de adrenopausa (declínio do DHEA) e insuficiência de cortisol. A incapacidade de manter níveis fisiológicos cerebrais de melatonina é denominada de melatopausa, enquanto que a perda da capacidade de manter a produção de níveis fisiológicos de T3, o mais importante hormônio da tireoide, instala-se a denominada de tireopausa.

Ao todo, podemos ser vulneráveis a várias pausas hormonais, e tudo começa com a glândula pineal, que é o centro de controle dos sistemas hormonais.

— Como a gente fica sabendo se alguma pausa dessas está acontecendo com a gente, Dr. Ítalo?

É necessário contar com o auxílio de um médico adequadamente treinado para reconhecer os sinais e sintomas relacionados aos múltiplos declínios hormonais. O diagnóstico das pausas ou declínios hormonais é essencialmente clínico e os exames laboratoriais nem sempre vão mostrar exatamente o que está acontecendo dentro de uma célula. Ou seja, nesse nível e nesse modelo, o médico é quem vai definir que protocolo utilizar, qual a estratégia terapêutica adotar. E isso será feito a partir das manifestações, dos sinais e dos sintomas.

Por exemplo, a mulher entra em menopausa por meio de uma sequência bem nítida e previsível que não aparece no laboratório, mas sim nos sinais e sintomas. A menopausa pode se iniciar por um declínio de T3, que pode impactar na redução da produção de progesterona e afetar a regularidade dos ciclos menstruais. Ao parar totalmente de menstruar, significa que há um esgotamento na produção de estradiol, hormônio ovariano que exerce controle sobre aproximadamente 400 funções metabólicas no corpo da mulher.

A progesterona e o estradiol são responsáveis desde o crescimento dos seios, alongamento das trompas, pelos pelo corpo, curvas femininas, estimula a primeira menstruação, a famosa menarca, maturando o folículo (óvulo) e faz o endométrio proliferar, dando início à vida fértil da mulher, no início da puberdade.

O problema é que a maioria das intervenções hormonais na menopausa só vão começar a ser feitas a partir do momento em que essas mulheres pararem de menstruar, e esse é um evento muito tardio. Para você ter uma ideia, as mulheres podem começar a perder hormônios tireoidianos e progesterona, 10, 15, 20 anos antes de entrarem em amenorreia. A correção da menopausa tem que começar muito, mas muito tempo antes, portanto. Como tudo, aliás.

Outra pausa é a somatopausa, que acontece com a diminuição da secreção do hormônio de crescimento, o GH. Parece que é natural que ele diminua após nosso crescimento, mas hoje sabemos de várias outras funções deste hormônio. Inclusive, é importante na regeneração do nosso DNA. Se ele fosse importante apenas para o nosso crescimento, deveria zerar após a puberdade. Mas isto só começa a ocorrer após os 30 e, gradativamente, sua queda é sentida, levando a importantes alterações metabólicas.

O GH é um polipeptídio, isto é, uma cadeia de aminoácidos produzidos pela hipófise que tem funções que vão muito além de nos fazer crescer. E a liberação desse hormônio é controlada por outro, chamado de somatostatina.

O GH é chamado de hormônio do crescimento, mas é essencial para o corpo todo, durante toda a vida, fazendo a manutenção da integridade dos sistemas muscular, adiposo, ósseo, imunológico e cardiovascular. A deficiência do hormônio do crescimento é frequentemente acompanhada de fadiga, ansiedade e depressão, além de um progressivo e cumulativo comprometimento da qualidade de vida. Por outro lado, a reposição com o hormônio do crescimento nestes casos tem demonstrado ser capaz de promover a parada e, por muitas vezes, reversão da progressão de vários daqueles processos.

A insuficiência do hormônio do crescimento nos adultos que estão envelhecendo e decaindo a sua capacidade inata de síntese endógena, ao contrário do que se imagina, pode trazer consequências verdadeiramente desastrosas. Aumento das taxas de mortalidade cardiovascular, deterioração da composição corporal por meio da perda de massa muscular e deposição de gordura corporal total e gordura intra-abdominal, fragilidade imunológica, perda de massa óssea, depressão, distúrbios progressivos do sono e redução da síntese de proteínas etc.

Queda de GH está diretamente ligada à qualidade do sono. Dificuldade para dormir, acordo várias vezes a noite... À medida que eu vou dormir mais tarde, tenho dificuldade para dormir ou durmo em ambiente que não permita atingir o nível profundo de sono, produzo menos melatonina e consequentemente, tenho uma dramática elevação dos níveis de somatostatina, hormônio que vai inibir a liberação do GH.

Entendeu a sequência?

Por aí você vê que o problema não está necessariamente na capacidade de produzir o GH. O problema pode estar na secreção do GH. Para secretar GH, temos que manter em níveis baixos a produção de somatostatina, evitando que ela iniba a liberação do GH, uma vez que a maior parte do GH é secretada a noite e os estágios 3 e 4 do sono profundo. Significa que, quanto pior é o sono, mais baixos serão os níveis de GH.

Essa história das fases do sono é assim: estudos mostram que o sono tem um ciclo de cinco fases: a primeira é quando você deita e está entre dormindo e acordado, aquele sono leve. Nessa fase as ondas cerebrais desaceleram e a atividade muscular do corpo cai, o que pode gerar aquela sensação de queda. Aqui começa a liberação da melatonina, o hormônio do sono, que, como falei, nosso corpo entende que chegou a noite, é hora de descansar, repor, restaurar e se invertem as produções hormonais.

A fase seguinte, ou dois, consiste no sono mais pesado. As ondas cerebrais ficam lentas, a temperatura do corpo e a pressão sanguínea diminuem gradativamente.

Aí, na sequência, vem as fases 3 e 4, que ocorrem quando o corpo começa a produzir e liberar o GH. Nessas fases, que duram uns 25% da noite, o sono é mais reparador, há a redução da pressão arterial e da respiração, os músculos relaxam totalmente, e além do GH, começa a produção dos outros hormônios de reparação e reposição de energia. Todos os músculos do corpo ficam imóveis, porque para a produção de um aminoácido chamado glicina. Essa é a fase mais difícil de acordar e se você for acordado vai ficar desorientado. Já te aconteceu? De ser acordado e não saber onde está, para que lado fica a parede? Então. É essa fase. É também onde você pode ter episódios de terror noturno, principalmente crianças e adolescentes; sonambulismo; aquele ronco que sua companheira ou companheiro é obrigado a ir dormir no sofá... Tudo nessas fases 3 e 4.

Já a fase 5 é o famoso REM (sigla de Movimento Rápido dos Olhos ou, em inglês, *Rapid Eye Movement*) que é o mais profundo estágio do sono. Só que aqui acontece uma coisa interessante: antes você estava relaxado, pressão e respiração em queda, etc. Na fase 5 a atividade cerebral aumenta, a respiração e pressão sanguínea, aceleram e os olhos (o que é característica do REM) se movimentam rapidamente. Nessa, se você não estiver com deficiência da pregnenolona, vai ter aqueles sonhos mirabolantes (e lembrar deles no dia seguinte).

Tem gente que sonha até com os números da Mega Sena. E joga e ganha. Dizem, nunca vi...

Então, voltando no GH, é naquelas fases 3 e 4 que acontece o pico de secreção desse hormônio. E se não dorme bem a noite, dorme fora de hora, no seu quarto tem um monte daquelas luzinhas de que já falei, você não vai liberar GH ou pelo menos, não vai produzir na quantidade necessária.

ENTENDEU ATÉ AQUI A CASCATA DE EVENTOS?
CAI A PRODUÇÃO DE MELATONINA,
SEU CICLO DE SONO COMEÇA A FICAR PREJUDICADO,
VOCÊ COMEÇA A ACORDAR VÁRIAS VEZES DURANTE A NOITE,
AÍ NÃO ATINGE AS FASES 3 E 4 DO SONO, NÃO PRODUZ GH OU
PRODUZ POUCO. E COMEÇAM ENTÃO SINTOMAS COMO CANSAÇO,
TENDÊNCIA A DEPRESSÃO, ISOLAMENTO SOCIAL,
BAIXA AUTOESTIMA, ANSIEDADE E FALHA DE MEMÓRIA –
ONDE DEIXEI AS CHAVES DO CARRO?

ISSO, ALÉM DO AUMENTO DE GORDURA ABDOMINAL,
DIMINUIÇÃO DA MASSA MUSCULAR,
DIMINUIÇÃO DA DENSIDADE MINERAL ÓSSEA, PELE FINA,
FLÁCIDA E ENRUGADA, ALTERAÇÃO NO METABOLISMO
DOS LIPÍDIOS E INTOLERÂNCIA À GLICOSE, SE NÃO TINHA,
PODE PASSAR A TER O DIABETES TIPO 2 E POR AÍ VAI.

Esses sintomas que eu descrevi lembram o quê? Velhice. Diagnóstico: você está ficando velho...

Seu médico pode dizer: "Se você não sente nada, então, não tem nenhuma doença. O envelhecimento é natural. Passe bem. Vá para casa e envelheça tranquilamente".

É assim que somos treinados na medicina tradicional. E eu não tenho nada contra isso. Também sou médico e esse é o sistema que nós temos, que é o de controlar as doenças. O seu médico está certo. Quando ele pergunta o que você sente e você diz: "não sinto nada", ele não tem o que fazer. Acaba ali a função dele. Não se trata, em absoluto, de falta de competência. É apenas uma questão de falta de treinamento para otimizar a saúde. Qualquer médico, de qualquer especialidade, pode se tornar capaz de tratar a saúde. Não é necessária nenhuma habilidade ou dom especial. Basta ter a mente aberta e vontade de aprender coisas novas.

O que estou propondo aqui é que você entenda o que está acontecendo com seu corpo e comece a lutar contra isso. Vai pra casa envelhecer e morrer tranquilamente, de jeito nenhum! Vai viver cheio de doenças evitáveis e tomando um remédio pra combater os efeitos colaterais do outro? Não é uma estratégia eficaz!

Efeitos colaterais de medicamentos aprovados pelo FDA (Food and Drug Administration), prescritos regularmente por médicos durante uma consulta, já respondem pela 3ª *causa mortis* nos Estados Unidos, o que corresponde a mais de 150 mil mortes anuais. É uma verdadeira calamidade pública!

Significa que os remédios, além de não estarem cumprindo o seu papel de curar doenças, ainda mais grave, estão matando seres humanos de forma perversa e desnecessária. Na atualidade, remédios só não matam mais que ataque cardíaco, câncer e derrame cerebral.

Não aceite isso como se fosse o fim, porque não é. Não tome remédios e mais remédios achando que são um mal necessário, porque não são. Entenda o que seu corpo está dizendo.

VEJA: A ANDROPAUSA MASCULINA,

QUE É UM EVENTO SEMELHANTE À MENOPAUSA NAS MULHE-RES. OU SEJA, UMA INTERRUPÇÃO OU REDUÇÃO GRADUAL DOS HORMÔNIOS SEXUAIS MASCULINOS QUE VAI PROVOCAR FALTA DE ENERGIA E CANSAÇO EXCESSIVO, SENTIMENTOS DE TRISTEZA FREQUENTES (DEPRESSÃO), SUORES E ONDAS DE CALOR, DIMI-NUIÇÃO DO DESEJO SEXUAL E DA CAPACIDADE DE EREÇÃO (POR EXEMPLO: AUSÊNCIA DE EREÇÕES ESPONTÂNEAS PELA MANHÃ), DIMINUIÇÃO DE PELOS NO CORPO, DA MASSA MUSCULAR, ALÉM DE DIFICULDADE DE CONCENTRAÇÃO E PROBLEMAS DE MEMÓ-RIA, MAIOR PROPENSÃO ÀS DOENÇAS CARDIOVASCULARES ETC.

Há ainda a eletropausa, que provocada pela deficiência da pregnenolona e entre outras coisas, causa esquecimentos etc. Para você saber se está na eletropausa, preste atenção se você está se lembrando dos seus sonhos.

A adrenopausa que é a deficiência da secreção do DHEA e do cortisol. Esse hormônio é vital para a produção de todos os outros hormônios. Quando a glândula suprarrenal começa a di-minuir a produção de DHEA você despenca e morre.

UM ESTUDO DO DEPARTAMENTO DE MEDICINA PREVENTIVA DA UNIVERSIDADE DA CALIFÓRNIA (EUA),

MOSTROU QUE QUANTO MAIOR O NÍVEL DE DHEA NO CORPO, MENOR O RISCO DE MORTE. A PESQUISA ACOMPANHOU A PRODUÇÃO DE DHEA EM 242 HOMENS COM IDADES ENTRE 50 A 79 ANOS, DURANTE 12 ANOS. E DESCOBRIU O QUÊ? QUE ENTRE OS QUE SOBREVIVERAM, O NÍVEL DE DHEA ERA TRÊS VEZES MAIOR DO QUE ENTRE OS QUE MORRERAM. SIMPLES ASSIM.

Então, os sintomas mais comuns da adrenopausa é o estresse descompensado, isso porque o cortisol, que é produzido junto com o DHEA, sobe muito quando você se estressa e depois cai. O DHEA caindo provoca acúmulo de gordura abdominal, aquela barriguinha característica. Caem os hormônios sexuais, como a produção da testosterona no homem e da progesterona na mulher. Como sintoma principal, temos uma grande queda da energia do corpo, o que pode caracterizar a fadiga crônica e por aí vai...

Temos ainda a tireopausa, que é a queda na produção dos hormônios da tireoide. A tireoide é uma glândula que fica aqui na parte da frente do pescoço. Nos homens é mais fácil de achar porque fica logo abaixo da cartilagem que chamamos de pomo de adão ou gogó. Essa glândula produz dois hormônios: T3 e T4 que vão atuar desde a unha do dedinho mindinho do pé, até o último fio do cabelo da cabeça. Quando caem esses hormônios você passa a ter dificuldade de concentração, depressão, a pele resseca e o cabelo começa a cair, diminui o ritmo cardíaco (a chamada bradicardia), os músculos perdem a tenacidade, você se sente fraco e fadigado, começa a ter constipação intestinal (a famosa prisão de ventre), incha com facilidade, enfim... De novo, você começa a perceber os sinais característicos de que está ficando velho.

E VAI FAZER O QUÊ? FICAR AÍ "SENTADO ESPERANDO A MORTE CHEGAR", COMO DIZIA AQUELA MÚSICA DO CANTOR RAUL SEIXAS?

Meu conselho é não!

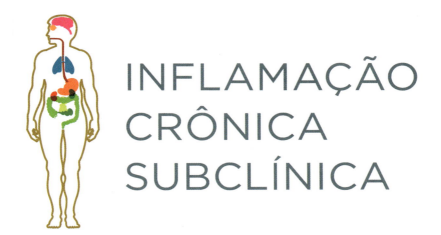

INFLAMAÇÃO CRÔNICA SUBCLÍNICA

Eu costumo dizer que a inflamação crônica subclínica é um dos mais importantes e traiçoeiros problemas de saúde da atualidade. E o que é pior, como diz o nome, é subclínica, isto é: não produz manifestações ou efeitos detectáveis por meio dos exames clínicos regulares.

Você vai ao médico tradicional. Se disser que não está sentindo nada, provavelmente ele lhe mandará de volta para casa. Se você falar que está sentindo uma dor aqui, outra ali, serão solicitados vários exames. Algum tempo depois, você volta com os resultados que mostram o quê? Nada aparente. Isso porque a inflamação crônica subclínica não produz manifestações ou efeitos detectáveis através de exames clínicos regulares.

ESTUDOS CIENTÍFICOS DE ALTO IMPACTO PRODUZIDOS AO LONGO DAS DUAS ÚLTIMAS DÉCADAS APONTAM PARA A MESMA DIREÇÃO: A INFLAMAÇÃO É CAUSA E CONSEQUÊNCIA DO QUE ATÉ POUCO TEMPO COMPREENDÍAMOS COMO DOENÇAS PRÓPRIAS E INEVITÁVEIS DA VELHICE.

Evidências clínicas e científicas atuais dão suporte ao novo conceito de que a maior parte das doenças do envelhecimento, que vão da hipertensão ao infarto, do diabetes à depressão, da obesidade à demência de Alzheimer, são doenças definitivamente inflamatórias. Nós já temos a possibilidade inclusive de aferir e interpretar os parâmetros que estão na base da geração dos processos de inflamação e saber quais as repercussões podem trazer para o corpo.

A inflamação crônica subclínica, ao contrário da inflamação aguda que todo mundo conhece, que é uma resposta imediata a um machucado ou uma lesão que ameace a integridade do corpo, é muito traiçoeira. Por exemplo, você se machuca e imediatamente aparece um edema, o local fica vermelho, dói, dependendo da gravidade há até perda da função. Se você corta um dedo, por exemplo, terá que ficar imobilizado alguns dias, até cicatrizar.

A inflamação crônica subclínica não. Ela vai consumindo gradualmente os nossos tecidos, as nossas células, comprometendo a capacidade natural de restauro, de reparo, do organismo, até que comecem as chamadas doenças próprias e inevitáveis do envelhecimento. E quais são elas?

AQUI SE ENCONTRAM RELACIONADAS DEZ DOENÇAS COMUNS, NAS QUAIS A IDADE É CONSIDERADA COM UM FATOR DE RISCO.

1 – A doença cardiovascular, que é uma das principais causas de morte em todo o mundo e a assassina número um de diversos países, inclusive o Brasil. Em todo o mundo, 17 milhões de pessoas sofrem de problemas no coração, segundo a Organização Mundial de Saúde (OMS). A doença arterial coronariana causa um estreitamento ou bloqueio das principais artérias do coração e repente ou gradualmente pode provocar uma ruptura da veia, causando ataques cardíacos que geralmente são fatais. Aqui no Brasil, segundo contagem do Ministério da Saúde, essa doença provoca uma morte a cada dois minutos, para você ter uma ideia da gravidade.

2 – A segunda doença mais comum, considerada "da velhice", é o famoso AVC. O acidente vascular cerebral é muito parecido com o do coração: um vaso sanguíneo no cérebro é interrompido e o sangue não pode fluir para uma parte do cérebro, as células do cérebro ficam sem oxigênio e morrem. Aliás, há dois tipos de AVC, o isquêmico, quando a veia é obstruída por um coágulo; e o hemorrágico, quando uma artéria sofre ruptura, causando uma hemorragia no cérebro. Mata 16 milhões de pessoas no mundo a cada ano. E o AVC tem um detalhe: nem sempre mata. Às vezes apenas causa sequelas incapacitantes. Por esse motivo é a principal doença incapacitante do Brasil.

3 – A terceira doença da idade é a hipertensão arterial, que é a força com que o sangue é bombeado e exerce pressão sobre as paredes das artérias. Quando você está dormindo ou descansando o coração diminui o ritmo e a pressão cai; e sobe quando você está animado ou sob estresse ele trabalha além do necessário forçando o sangue. Isso causa problemas de saúde em seus vasos sanguíneos, rins, coração e em outros lugares. Segundo o Ministério da Saúde, há 30 milhões de hipertensos no Brasil.

4 – O câncer, e aqui não vou falar de nenhuma forma especifica, mas da doença em geral, é provocado pelo desenvolvimento anormal das células. Um estudo da Associação Americana de Câncer determinou que 77% dos casos são diagnosticados em pacientes com idade acima de 55 anos. No Canadá, essa doença é a principal causa de morte de homens e mulheres. No Brasil são registrados 700 mil novos casos todos os anos. O número de mortes por conta de câncer aumentou 31% desde o ano 2000 e segundo o Instituto Nacional do Câncer (Inca) 1,2 milhão de novos casos da doença devem surgir no país entre 2018 e 2019.

5 – O diabetes tipo 2, que é o nome dado para a interrupção na forma como o seu corpo faz uso da glicose e açúcares digeridos a partir de alimentos. Para você entender, de maneira fácil, o diabetes tipo 1, que geralmente ocorre pela primeira vez em pessoas com idade inferior a 30 anos, é quando não é produzida insulina. Já o tipo 2, que é muito mais comum, acontece quando alguma insulina é produzida, mas o corpo é resistente a ela - o que significa que seu organismo já não consegue processar adequadamente a glicose. O número de brasileiros diagnosticados com diabetes tipo 2 cresceu nos últimos 10 anos, passando de 5,5% da população em 2006 para 8,9% em 2016, segundo uma pesquisa divulgada pelo Ministério da Saúde.

6 – Tem ainda o Parkinson, um distúrbio neurológico progressivo, caracterizado por movimentos bruscos, rigidez e tremores visíveis. Cerca de 80% dos os casos começam após os 60 anos de idade. A Doença de Parkinson tem distribuição universal e atinge todos os grupos étnicos e classes socioeconômicas. Estima-se uma prevalência de 100 a 200 casos por 100 mil habitantes. Dados da Organização Mundial de Saúde (OMS) revelam que 1% da população acima dos 65 sofre com o Mal de Parkinson no mundo. No Brasil, a estimativa é de que pelo menos 200 mil pessoas tenham essa doença degenerativa do sistema nervoso central e a estimativa é de que atinjamos a marca de 600 mil até 2030.

Inflamação Crônica Subclínica

7– A sétima que vou te apontar é a demência do Alzheimer, caracterizada por uma perda de função cerebral, que pode se manifestar como comprometimento da memória, alterações de humor, confusão e dificuldade de comunicação. No Brasil, o número de pessoas com a doença já atinge cerca de 1,2 milhão. A cada ano, surgem 100 mil novos casos. A estimativa é a de que esse número dobre até 2030, segundo a Associação Brasileira de Alzheimer. A Organização Mundial de Saúde (OMS) prevê que até 2050 o número de casos aumente em até 500% em toda América Latina.

8 – Outra doença tida como sendo "da velhice" é a Doença Pulmonar Obstrutiva Crônica (DPOC) que ocorre quando há uma inflamação (e essa é uma inflamação comum e não subclínica) nas vias aéreas, um espessamento do revestimento dos pulmões, e uma superprodução de muco nos tubos de ar, levando a uma redução significativa do fluxo de ar dentro e fora dos pulmões. Os sintomas mais comuns da DPOC incluem falta de ar, sibilos e tosse crônica. A doença é geralmente causada por exposição prolongada a irritantes no ar, como fumaça de tabaco (primeira e segunda mão), contaminantes relacionados ao trabalho ou poluição industrial. O maior fator de risco para contrair a doença é o tabagismo. Não há cura para a DPOC, que mata mais de 3 milhões de pessoas anualmente no mundo.

9 – Outra: a osteoartrite que é uma doença articular degenerativa - é o tipo mais comum de artrite. Causa inchaço e as dores nas juntas é incurável e incapacitante. O estrago que ela faz pode ser visto nos dados da previdência social: é responsável por 7,5% de todos os afastamentos do trabalho; é a segunda doença entre as que justificam o auxílio-inicial, com 7,5% do total; é a segunda também em relação ao auxílio-doença (em prorrogação) com 10,5%; é a quarta a determinar aposentadoria (6,2%).

> **10 – A décima: a osteoporose.** Que é caracterizada por uma perda de massa óssea, resultando em ossos mais fracos e mais finos. O Instituto de Saúde dos Estados Unidos diz que metade de todas as mulheres com mais de 50 anos e quase um quarto dos homens da mesma idade, vão um dia quebrar um osso devido à osteoporose. Fraturas no quadril são a maior preocupação para adultos idosos, porque levam a uma perda de mobilidade e independência. Cerca de 30% das fraturas de quadril levam à morte dentro de 12 meses.

Eu não estou dizendo que se você fizer reposição hormonal, se você praticar exercícios físicos, se você se cuidar, tudo isso será evitado e você será jovem para sempre. Não. Eu estou dizendo que, fazendo a manutenção correta (lembra lá da história do carro?) você pode viver uma vida saudável. Quanto tempo você vai viver é difícil prever, agora, que você vai viver bem e, se não evitar, ao menos empurrar essas comorbidades para o mais tardio possível, isso é plenamente realístico.

O que precisamos é compreender como ocorre a Inflamação Crônica Subclínica, porque ela desencadeia uma sequência de eventos que vai acabar danificando nossos órgãos, vai deixando-os mais vulneráveis a essas comorbidades que são apontadas como próprias da idade.

Todas aquelas doenças que eu relacionei ali atrás, do diabetes à hipertensão, passando pelas neoplasias (que são os tumores cancerígenos), até as doenças auto imunitárias, como a osteoartrite, são doenças que estão conectadas por um único elo: a inflamação.

Aí você pode me perguntar: "mas como assim doutor Ítalo? Onde é que está inflamado aqui no meu corpo, que eu não estou vendo?"

Inflamação Crônica Subclínica

E realmente não vê. Primeiro porque a ideia de inflamação que você tem é aquela ligada a um edema: fica vermelho, dói, pode criar pus etc. Depois, porque inflamação crônica acontece em nível celular e é provocada por inúmeros problemas. Um deles os alimentos.

Os alimentos são altamente geradores de inflamação. Dependendo de como nós misturamos os macros nutrientes em cada uma das refeições, pode gerar uma profunda resposta hormonal, que vai ativar uma cascata de eventos inflamatórios. Ou seja: cada vez que você reúne em um prato, carboidratos, proteínas e gorduras, você pode produzir um resultado inflamatório pós-prandial.

Estudos mostram que, 15 minutos depois de ingerir uma dieta desequilibrada, do ponto de vista dos macronutrientes, seu corpo gera um disparo dos peptídeos (que são as ligações de aminoácidos) que vão dar início à atividade inflamatória. O desequilíbrio na relação dos ácidos graxos ômega 6 e ômega 3, por exemplo, redunda em ativação da inflamação.

Onde estão esses ácidos?

NA GORDURA. A GORDURA, EM SUAS MAIS VARIADAS FORMAS, É MUITO IMPORTANTE PARA NOSSO CORPO. ELA É RESPONSÁVEL POR APROXIMADAMENTE 25 A 30% DO PESO CORPÓREO ADULTO NORMAL. O NOSSO CÉREBRO, POR EXEMPLO, É FEITO DE 60% DE GORDURA. MAS EM DESEQUILÍBRIO VIRA UM PROBLEMA.

OS ÁCIDOS GRAXOS SÃO DIFERENTES DA MAIORIA DAS OUTRAS GORDURAS PORQUE NÃO SÃO SIMPLESMENTE USADOS PARA ENERGIA, SÃO BIOLOGICAMENTE ATIVOS E TÊM PAPÉIS IMPORTANTES EM PROCESSOS COMO A COAGULAÇÃO DO SANGUE, ENTRE MUITOS OUTROS. DENTRE

ESSES ÁCIDOS, O ÔMEGA 6, EMBORA SEJA UM IMPORTANTE NUTRIENTE PARA O ORGANISMO, QUANDO CONSUMIDO EM EXCESSO E HAVENDO UM DESEQUILÍBRIO COM O ÔMEGA 3, ACABA SE TORNANDO PRÓ INFLAMATÓRIO, ENQUANTO ÔMEGA 3, AO CONTRÁRIO, FAVORECE A AÇÃO DO SISTEMA IMUNOLÓGICO E TÊM UM EFEITO ANTI-INFLAMATÓRIO.

A questão é que os dois ácidos competem pelas mesmas enzimas durante as reações de dessaturação e alongamento da cadeia carbônica da célula, influenciando o produto final. Apesar de essas enzimas terem maior afinidade pelos ácidos ômega 3, a conversão do ácido alfa-linolênico (pertencente à família ômega 3) em ácido eicosapentaenoico (EPA) e docosahexaenoico (DHA) é fortemente influenciada pelos níveis de ácido linoleico (pertencente à família ômega 6) na dieta.

O aumento na ingestão de ácido linoleico leva à oxidação de LDL colesterol (lipoproteína de baixa densidade), agregação de plaquetas e interfere na incorporação de EPA e DHA nos fosfolipídios da membrana celular. Os ácidos graxos ômega 3, EPA e DHA, desempenham um papel fundamental na composição das membranas celulares, regulam processos de sinalização celular.

A sinalização celular é a forma como as células se comunicam umas com as outras. Esses sinais determinam quando e como uma célula deverá agir. Lembra do quartel que eu falei há pouco? O general dá a ordem, ela vem seguindo, seguindo, até atingir o soldado, que vai executar a ação. A célula é o cabo, naquela hierarquia militar.

Para que a sinalização celular ocorra tem que ter célula sinalizadora, a molécula sinalizadora e a célula-alvo. A célula sinalizadora produz a molécula sinalizadora (esse é o soldado) que será responsável por levar informações até a célula-alvo

Inflamação Crônica Subclínica

para que ela se ligue aos receptores específicos, conforme a ordem dada lá em cima, pela glândula pineal, que é o nosso general. Esses receptores podem estar na membrana ou no interior da célula.

Pois bem, um desequilíbrio aqui, deixa esse soldado desnorteado. Ele recebe a ordem e sai caçando a célula-alvo. Se não encontra ou faz uma ligação errada o que acontece? No quartel vai tomar uma advertência e pegar uns 30 dias de cadeia. No nosso corpo vai gerar inflamação. Para evitar isso, seria preciso um equilíbrio. A proporção de ômega 6 e 3 deve ficar entre 1:1 e 3:1, no máximo. Pesquisas apontam que as dietas ocidentais têm, em média, um ômega 6 para cada trinta ômega 3.

Essa é a relação 1:30. O que significa isso? Que nós estamos gerando atividade inflamatória subclínica que vai resultar em doenças crônicas e obesidade. Simples assim. Pesquisas apontam que 4 milhões de pessoas morreram em 2015 em função do sobrepeso ou seja: 7% de todas as mortes ocorridas no mundo naquele ano. Foi mais do que as mortes causadas por acidente de carro, Alzheimer e terrorismo somadas. A maior predominância da obesidade está nas mulheres de 50 a 64 anos de idade. Nos homens, o sobrepeso é maior entre 35 e 50 anos de idade. Mas também já atinge crianças: 13% das crianças americanas são obesas. Aqui no Brasil, se não houver uma mudança de hábitos – o que eu acho difícil de acontecer, em menos de uma década a obesidade pode atingir 11,3 milhões de crianças, de acordo com um alerta divulgado em 2017 pela Federação Mundial de Obesidade.

Nos alimentos, onde tem ômega 3? Nos peixes: sardinha, salmão, atum etc.; em algumas sementes como chia, linhaça e nozes. E onde tem o ômega 6? Em todos os alimentos industrialmente processados e principalmente em todos os tipos de óleos vegetais.

Você sai no fim de semana para almoçar com seus filhos e faz o quê? Vai ao restaurante e pede uma porção de salmão natural do Chile e uma salada? Improvável. Você vai naquele *fastfood* famoso e pede um big qualquer coisa, feito com "n" produtos industrializados / processados e ainda por cima, tudo devidamente frito em óleo vegetal. Resultado: inflamação = obesidade = doenças crônicas.

Mas é bom que se saiba que não é só pela nossa boca que geramos inflamação. O produto dos nossos pensamentos também vai produzir resultados ruins. Dependendo de como eu encaro as coisas da vida, como eu encaro as demandas, as pressões, os problemas, eu posso gerar, a partir dos meus modelos mentais negativos, a ativação da inflamação crônica subclínica.

O MEIO AMBIENTE EM QUE VIVEMOS É ALTAMENTE MOTIVADOR DA INFLAMAÇÃO CRÔNICA SUBCLÍNICA. A POLUIÇÃO DO AR, A INTOXICAÇÃO POR METAIS PESADOS, COMO CHUMBO, MERCÚRIO, ALUMÍNIO ETC., CADA VEZ MAIS FREQUENTE NA PRODUÇÃO DE ALIMENTOS, SÃO APENAS ALGUNS EXEMPLOS

Tudo isso somado gera a inflamação, que pode acontecer inclusive em resposta a uma situação que o organismo interpreta como sendo de perigo e dispara uma ordem errada, exagerada. São as alergias, também cada dia mais frequentes. Um estudo da professora Luisa Karla de Paula Arruda, do Departamento de Clínica Médica da Faculdade de Medicina de Ribeirão Preto (FMRP), da Universidade de São Paulo (USP), publicado em 2017, mostra uma epidemia de alergia no mundo: 2 bilhões de pessoas sofrem de algum tipo de alergia, ou seja, 30% da população. No Brasil, um pouco menos, 20% da população.

E O QUE É A ALERGIA?

UMA RESPOSTA EXAGERADA DO SISTEMA IMUNOLÓGICO QUE VAI PROVOCAR O QUE CHAMAMOS DE FATOR DE NECROSE TUMORAL ALFA. ESSE FATOR VAI SINALIZAR PARA O SISTEMA IMUNOLÓGICO A NECESSIDADE UMA REAÇÃO QUE, POR SUA VEZ, VAI GERAR UMA CASCATA DE EVENTOS INFLAMATÓRIOS QUE VÃO SER CHAMADOS, LÁ NA PONTA, DE ALERGIA. QUE PODE RESULTAR EM ASMA, BRONQUITE, RINITE, ALERGIAS ALIMENTARES, DERMATITE ETC.

Tudo isso provocado pelas batalhas que nosso organismo trava diariamente por causa dos desequilíbrios. E eu posso estar repetindo e agravando essa batalha, na medida em que não entendo o processo que está acontecendo no corpo e o que está causando o desequilíbrio.

A medicina tradicional cartesiana age, não na causa, mas apenas identificando o resultado dessa batalha, quando aparecem os sintomas e aí pode ser tarde demais.

Quando essa instabilidade ocorre dentro de uma artéria coronariana nós temos um infarto; se for no cérebro, um AVC. E aí? Corre com a ambulância, chama o helicóptero - porque muitos planos de doença hoje em dia têm até helicópteros para atender o cliente o mais rápido possível. Um estudo publicado em 2017 pela revista *Stroke*, da *American Heart Association*, mostra que cada minuto ganho no atendimento a um paciente acrescenta 1,8 dias de vida.

Bom isso, não?

Pode sobreviver, mas não vai ser uma vida saudável, porque o processo inflamatório que resultou nesse AVC estava acontecendo ao longo da nossa vida e vai continuar acontecendo, mesmo a despeito do tratamento medicamentoso. E está acontecendo ao longo da vida da maioria das pessoas. E é completamente assintomático, não vai aparecer em exames convencionais, não vai gerar nenhum tipo de sintoma ou suspeita de que está em evolução, até que: bam! A pessoa forte, saudável, empurrando um carrinho de supermercado, cai dura. Morte súbita! Um mistério para a medicina tradicional.

Segundo a Organização Mundial de Saúde (OMS) a morte súbita é líder em óbitos no Brasil, sendo responsável por quase 30% de todas as mortes no país. São 320 mil brasileiros morrendo todos os anos dessa forma. O número é tão grande que supera a quantidade de óbitos decorrentes da Aids e de acidentes automobilísticos e homicídios.

E ninguém sabe o que ocasiona esse tipo de morte. A OMS considera a cardiopatia isquêmica (ou aterosclerose coronariana, que são danos nos vasos sanguíneos do coração), como o principal motivo. Mas o que provoca a aterosclerose coronariana? O que faz a artéria enrijecer, romper ou ser obstruída? Um processo complexo, provocado por desequilíbrios desencadeados por diversos fatores, que vão da forma como a pessoa pensa, até a alimentação, a falta de exercícios físicos, o meio ambiente, o tipo de trabalho etc.

Tudo isso gerando inflamação crônica subclínica; uma cascata de eventos acontecendo lá, quietinha, em nível celular, até que o sistema inteiro esteja comprometido e seja tarde demais. E não vai ter helicóptero que dê jeito.

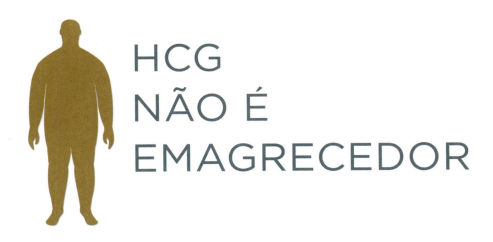

HCG NÃO É EMAGRECEDOR

O excesso de peso e a obesidade tornaram-se um dos maiores problemas de saúde pública no mundo. Tão grave que a OMS considera que, atualmente, seja o principal problema de saúde a ser enfrentado pelos países desenvolvidos.

Um estudo feito pelo Instituto de Métricas e Avaliação em Saúde (IHME, sigla em inglês) da Universidade de Washington, nos Estados Unidos, mostrou que 2,2 bilhões de pessoas (30% da população mundial) enfrentam o problema.

Aqui no Brasil, dados do governo federal, mostram que a obesidade cresceu mais de 60% nos últimos 10 anos e já atinge metade da população. É uma calamidade que causa um prejuízo de US$ 67,5 bilhões anualmente (US$ 58,8 bilhões com custos médicos e US$ 13,7 bilhões pela redução da produtividade), segundo levantamento feito pela revista *The Lancet* em 2016. O relatório também apontou as consequências da obesidade na mortalidade mundial: em 2015, mais de 4 milhões de pessoas morreram no mundo pelo excesso de peso corporal. E revelou que o excesso de peso pode reduzir a expectativa de vida entre um e 10 anos, de acordo com o grau de intensidade.

A obesidade é uma pandemia no mundo moderno. E não é mais um problema de pessoas que podem pagar para se alimentar, de ricos. Hoje encontramos grupos de obesos principalmente entre os grupos populacionais mais pobres. Pessoas que antigamente não tinham o que comer e, hoje, pelo barateamento e universalidade da chamada comida *fast food*, enfrentam um problema inverso. E isso acontece porque essa comida rápida contém excesso de carboidratos refinados, com altos índices glicêmicos, e um alto poder de se transformar em gordura dentro do nosso organismo.

E para começar a resolver o problema da obesidade, a primeira coisa que nós precisamos entender é que existem vários tipos de gordura no nosso organismo. Uma delas é a gordura estrutural, responsável pela sustentação e serve como um amortecedor em nosso organismo; uma espécie de "colchão adiposo", que funciona como amortecedor natural para nossos órgãos internos. Essa gordura é importante e não pode ser contabilizada no contexto da obesidade.

Há a gordura de reserva, associada aos alimentos que nós ingerimos, a quantidade de gorduras poli-insaturadas, monoinsaturadas e saturadas que nós ingerimos, a partir da nossa dieta. E tem a gordura branca.

Essa gordura branca é a que tende a se acumular desnecessariamente no nosso organismo em uma estrutura celular que nós chamamos de adipócitos. Trata-se de células altamente especializadas em armazenar energia na forma de gordura, com uma capacidade ilimitada. E é exatamente essa gordura branca que se deposita nas células adiposas que causa o problema da obesidade.

Então, vamos começar a entender o que é a obesidade e quais são os múltiplos fatores que levam um indivíduo a acumular essa gordura branca no seu organismo.

A segunda coisa que precisamos entender é: o que é o peso. Peso é: massa x força da gravidade. Então o peso é a expressão da minha massa corporal total sob a atuação da força gravitacional. Ou seja: peso é quilograma-força (KGF). É isso que a balança mede.

E aí há algumas armadilhas muito perigosas. Por exemplo: quando você sobe em uma balança e o ponteiro aponta para mais, nem sempre você está engordando. E nem sempre quando o ponteiro aponta para menos, você está emagrecendo.

De uma maneira bem didática: o indivíduo pode engordar mantendo o mesmo peso, aumentando ou diminuindo o peso. Da mesma forma pode emagrecer com a balança apontando para mais, com o ponteiro se mantendo no mesmo número ou apontando para menos. Porque o que vai dizer se nós estamos emagrecendo ou engordando não é o peso total e sim o percentual de gordura corporal.

Para saber quanta gordura temos acumulada e o estado atual da obesidade é preciso uma análise da composição corporal. E um dos mais importantes e eficazes exames que temos hoje é a bioimpedância tetrapolar. Embora o nome seja complicado, é simples, não invasivo e muito rápido, um procedimento que avalia vários parâmetros que vão nos fazer entender o que é que o corpo realmente precisa perder e qual o melhor plano estratégico para isso.

Nesse cenário é preciso também avaliar o aspecto familiar e hereditário, e até a cultura da pessoa, para depois dizer o que fazer. Porque existem certas culturas com hábitos alimentares extremamente nocivos e que facilitam enormemente acumular esta gordura branca no organismo. O consumo de alimentos, principalmente os carboidratos refinados, presente em massas brancas, pão, biscoitos, sanduíches etc., que têm o poder de se transformar em gordura, porque contém alto índice glicêmico e alta capacidade de se transformar em açúcar, além de refrigerantes e sucos etc., vendidos além de sucos em latas e caixas, que já são açúcar puro, faz explodir a transformação do açúcar em gordura.

Na prática, o que acontece? Como a quantidade de açúcar desses alimentos é excessiva, e o organismo das pessoas não consegue utilizar essa carga de energia, a maior parte vai ser armazenada através da ação de um potente hormônio que nós temos no nosso organismo, chamada insulina. Esse hormônio vai retirar o excesso da energia contida nesses alimentos e guardar.

OUTRO FATOR QUE TEM UM "PESO" MUITO IMPORTANTE NA OBESIDADE É A BAIXA CAPACIDADE DE GASTAR ENERGIA QUE O HOMEM MODERNO TEM. OU SEJA: O SEDENTARISMO.

Um levantamento do Ministério da Saúde, realizado em 2016, revelou que 62% das pessoas não praticavam esportes. Apenas 37,6% das pessoas estavam envolvidas com alguma modalidade. Entre esses, a ocorrência era maior em homens (46,6%) do que em mulheres (29,9%). O sedentarismo também aparecia mais entre os mais jovens: em moças e rapazes de 18 a 24 anos de idade o índice subia para 52,2%, enquanto entre aqueles com 65 anos ou mais caía para 22,3%.

A pesquisa também avaliou outras formas de atividade física (como durante o deslocamento para o trabalho ou a outros locais), e descobriu que 45% da população não faz nada. Nem no trabalho. Ainda nesse caso, a diferença de idade seguia sendo um fator determinante, com a taxa ficando em 65,7% na faixa de 18 a 24 anos e em 28,8% na de pessoas com mais 65 anos ou mais.

E o paradoxo é que nós carregamos nos nossos genes o ritmo de vida herdado de homens que viveram entre 10 e 20 mil anos atrás. No nosso genoma está impresso a informação de que o ser humano não foi configurado geneticamente para o sedentarismo. O homem paleolítico, nosso antepassado de 20 mil anos atrás, andava ou corria em média 20 quilômetros por dia, por inúmeras razões, tais como buscar comida, fugir de predadores, caçar etc. Hoje, a maioria das pessoas que vivem nesse mundo sedentário não anda um km por dia. Às vezes, não anda 20 km nem a vida toda...

Então, o sedentarismo provoca a tendência natural de aumentar a capacidade de armazenar a energia contida nos alimentos. E os alimentos tem uma quantidade de energia exagerada e desnecessária.

E para completar essa fórmula explosiva, ainda tem os múltiplos fatores envolvidos, como a genética que herdamos de nossos pais. Existem determinados genes que propiciam naturalmente a uma pessoa, a capacidade de armazenar gordura no seu corpo de uma maneira muito mais rápida, de forma muito mais fácil do que outras. Oitenta por cento da população têm esse problema.

Isso quer dizer que aproximadamente 20% da população desse planeta é constituída por pessoas privilegiadas, que são quase que imunes à obesidade. São pessoas que têm uma altíssima capacidade de metabolizar carboidratos e uma altíssima capacidade genética de metabolizar gorduras. São aquelas pessoas que encontramos no dia a dia, e por vezes até brincamos: essa pessoa pode comer um elefante que não vai engordar. Geneticamente existem esses sortudos. Mas infelizmente 80% da população mundial não é assim.

E esses seres ainda enfrentam o problema de estarem num planeta industrializado, onde os alimentos são comercializados em latas, em caixas, em sacos, cheios de aditivos acidulantes, flavorizantes, estabilizantes e substâncias nocivas multivariadas, extremamente ofensivas ao corpo.

E para piorar, ainda comem desnecessariamente. Sem se preocupar com a quantidade de calorias que estão ingerindo. Porque os macronutrientes dos alimentos que eu ponho no meu prato, contém basicamente proteínas carboidratos e gorduras. E esses alimentos por sua vez contém calorias. E essas calorias são a moeda de energia que vai ser utilizada ou armazenada pelo nosso organismo.

Voltando a fazer uma analogia com uma conta bancária: cada vez que eu me alimento, é como se fizesse um depósito na minha conta bancária. Ou seja, quando você consegue manter o equilíbrio entre depósitos e saques, você mantém a quantidade de gordura de seu corpo estável. Se você deposita mais do que gasta, vai ficar rico. Então o que nós estamos vendo hoje são pessoas extremamente ricas, do ponto de vista do homem paleolítico, que tinha que correr (literalmente) atrás de sua comida todos os dias.

E a riqueza mal-empregada se transforma em problema. Quantas pessoas ganham na Mega Sena e acabam com sua vida? São comuns as histórias. Uns acabam mortos até por familiares, por causa da ganância, outros acabam ainda mais pobres e endividados do que eram antes. As histórias estão aí...

Essa nossa riqueza atual, acumulada na forma de gordura branca é extremamente perniciosa, porque provoca uma repercussão metabólica importante. Muitas pessoas pensam: não entendo porque eu estou gordo, eu como pouco. Mas está olhando apenas para um lado dessa equação. Você como pouco, mas gasta menos ainda. E para piorar, com certeza tem deficiências hormonais que estão impedindo suas células de promover o metabolismo necessário.

Então o que nós temos que definir, dentro de um modelo terapêutico eficaz para conter a obesidade, é esse equilíbrio entre ganhos e gastos. Porque você pode estar ingerindo muito pouco, mas pode estar gastando menos ainda. Você pode estar gastando muito, mas está ingerindo mais do que está gastando.

E para estabelecer o modelo terapêutico, além daquele exame que falei (a bioimpedância), que vai determinar a quantidade de gordura branca acumulada, e de levar em conta fatores genéticos e culturais, ainda é preciso ver, qual é a altura desse indivíduo, qual é o peso total, a idade e o sexo. Para cada um desses parâmetros é construído um campo de referências individuais que vão permitir ao médico entender qual é a quantidade de água que essa pessoa carrega no corpo, qual o limite fisiológico da água que ela tem que ter no seu corpo, qual é o limite fisiológico de proteínas, de minerais, de massa óssea, de massa muscular e de gordura.

Só depois de analisar tudo isso é que é possível classificar se a pessoa realmente precisar perder de gordura. Se uma mulher de 72 kg precisar perder 1kg de gordura, 2 kg, 3 kg, 15 Kg ou 25 kg, vai depender da idade, da taxa metabólica basal e de uma série de outros fatores e não apenas da balança.

Acredito que você já foi capaz de compreender que a questão da obesidade é muito mais complexa do que nós imaginávamos. Qualquer quantidade a mais que o necessário para o organismo funcionar, ou que esteja acima de sua capacidade de metabolismo, por exemplo, causa aqueles erros de informação que a célula recebe, sobre o qual falei aqui antes, e a pessoa engorda. Se você passa todos os dias naquele quiosque que serve aquele delicioso cafezinho e costuma colocar uma colherzinha de açúcar, se não gastar essa energia, ao fim de 30 anos, vai ter engordado 20 kg.

E aí você se pergunta: Engordei 20 kg... De onde veio essa gordura, se não estou comendo nada a mais do que sempre comi?

Outra questão que você precisa entender é que não existe solução mágica para a obesidade. As pessoas ficam procurando: qual é o medicamento da vez? Qual é a próxima pílula mágica? Qual é a próxima dieta da moda? A dieta da lua? A dieta do abacaxi? A dieta de um ator famoso? É o medicamento que a fulana de tal está tomando? Qual é a solução?

VOU LISTAR PARA VOCÊ MEIA DÚZIA DESTAS DIETAS RIDÍCULAS, QUE SÓ SERVEM COMO PIADA:

1 – A dieta da Bíblia – Ela recomenda comer apenas alimentos que são citados no Gênesis, capítulo 1, versículo 29. O que diz lá? - Disse Deus: "Eis que dou a vocês todas as plantas que nascem em toda a terra e produzem sementes, e todas as árvores que dão frutos com sementes. Elas servirão de alimento para vocês". Isso quer dizer que você deve passar a só comer vegetais.

2 – Dieta da solitária – Talvez seja a mais esdrúxula. Você talvez imagine que deva se trancar numa solitária e ficar lá até emagrecer. Pois não seria tão preocupante. A solitária em questão é um verme. Isso mesmo é a tênia. A ideia é que a tênia pode ajudar você a conseguir perder peso. Isso é uma coisa bestial. Isso vem do século XIX quando "sementes" desses vermes eram vendidas em pequenos frascos para "diminuir sua cintura".

HCG não é emagrecedor

3 – Dieta do piercing – Essa dieta deve ter alguma coisa a ver com a acupuntura. A recomendação é furar a cartilagem da orelha colocar um piercing. Isso teoricamente iria suprimir o seu apetite.

4 – Dieta do banho – Diz que se você tomar banho várias vezes ao dia, e todos os dias, vai perder peso. A teoria (completamente estapafúrdia) é que o sabonete penetra na pele e ataca e desintegra as células de gordura.

5 – Dieta da Bela Adormecida – Essa é potencialmente perigosa. A recomendação é que se use algum sedativo, para permanecer dormindo por dias. Afinal, enquanto você dorme, você não come, então vai acordar magrinho.

6 – Dieta do algodão – Essa é muito estranha. Diz que se você comer bolas de algodão (e não é o algodão doce, não), vai encher o seu estômago e perder o apetite.

Não vou nem entrar na questão se essas ideias são boas ou ruins, funcionam ou não. Isso nem está em discussão, de tão óbvio que é, concordam?

Recentemente um programa de televisão trouxe uma denúncia sobre o uso indiscriminado do hormônio HCG como emagrecedor. Uma prática que foi veementemente condenada pela Sociedade Brasileira para Estudos da Fisiologia (Sobraf), da qual tenho o orgulho de ser presidente.

Esse hormônio é, sim, recomendado como coadjuvante no tratamento contra a obesidade, mas aliado a uma dieta de muito baixa caloria (DMBC), usado por um período que não exceda 40 dias e administrado em pequenas doses, por via sublingual.

Usado por prescrição e supervisão de médicos devidamente treinados e qualificados, a substância é segura. Nas mãos de leigos e curiosos, pode se transformar em um perigo. Mas é preciso ressaltar que o HCG não é remédio para perder peso. O que reduz o peso é a dieta restritiva, com baixas calorias. O uso do hormônio é uma ferramenta metabólica, capaz de auxiliar no processo de emagrecimento.

Isso acontece porque no organismo de homens e mulheres o HCG envia ao cérebro uma mensagem semelhante a que é ativada nos três primeiros meses de gestação. A partir desse input, o organismo começa a poupar proteínas estruturais e músculos, garantindo que o aporte necessário de energia seja obtido primariamente pelo recrutamento e queima da gordura visceral.

Esse é o principal mecanismo de ação do HCG, quando associado à dieta hipocalórica: promover a queima de gordura branca altamente inflamatória, preservando a massa magra e evitando a cetose do paciente, como forma de auxiliar a manutenção da saúde durante o processo de perda de peso(gordura). Embora pouco conhecido, o modelo é eficaz e seguro, sendo usado na prática médica há mais de 60 anos.

Ocorre que o desejo da perda de peso a qualquer custo, leva as pessoas ao desespero, e acabam se arriscando com profissionais mal-intencionados ou apenas despreparados. Por conta disso, a cada dia que passa, surgem inúmeras dietas milagrosas, acompanhadas de artifícios mirabolantes que garantem trazer resultados imediatos. E todos nós sabemos que não existem milagres e muito menos atalhos quando o assunto é saúde.

É a promessa não cumprida de que medicamentos mágicos vão acabar com a obesidade. Poderemos fazer um histórico bem simples: nos últimos 30 anos quantos medicamentos mágicos já surgiram? Quantos veículos de comunicação deram

HCG não é emagrecedor

matéria de capa falando sobre a droga da vez, o novo medicamento miraculoso e o final de tudo isso você já conhece muito. Ninguém perdeu uma grama com isso. Se perdeu, recuperou e duplicou o que havia perdido.

No começo de 2018 a Agência Nacional de Vigilância Sanitária (Anvisa), aprovou a venda de um novo medicamento. Ele imita a ação do hormônio GLP-1, que é responsável justamente por nos deixar satisfeitos após as refeições. Cada caixa do remédio, contendo apenas três doses chegou ao Brasil com preço que varia de R$ 668,22 a R$ 742,94 e é suficiente para aproximadamente um mês e meio de tratamento.

Você já comprou? É baratinho. Você não vai gastar nem R$ 6 mil por ano. E sabe quanto vai perder de peso? Zero. Nada... E se perder uma grama, no dia em que você não puder tomar o remédio, vai recuperar tudo novamente, com juros e correção monetária.

Por isso é fundamental lembrar que não existe nenhum remédio milagroso. Por mais que o medicamento A ou B possa ajudar, e há medicamentos (como no caso do HCG) que realmente podem ajudar, nenhum funciona sozinho.

A medicação para a obesidade não substitui a mudança do estilo de vida porque, em primeiro lugar, é um problema multifatorial. Por isso é preciso que o médico avalie corretamente cada um desses fatores antes de determinar o que você deve fazer, qual remédio tomar, qual a dieta deve seguir, quais os exercícios físicos deve fazer.

E depois de perder peso, há ainda o aspecto mais importante, que é a manutenção. O desafio não é a pessoa perder peso. O verdadeiro desafio é fazer com que essa pessoa não recupere o que foi perdido e mantenha-se saudável.

Por isso, o tratamento da obesidade é multidisciplinar. O médico vai fazer a primeira intervenção, analisando e determinando qual o percentual de gordura deve ser perdida, de acordo com seu perfil. Mais de 90% dos obesos possuem também distúrbios hormonais e que precisam ser diagnosticados e corrigidos.

Depois, a manutenção vai envolver o personal trainer, o nutricionista, o psicólogo (porque o controle do estresse é fundamental nesse processo) etc. E será a soma de todos esses talentos, junto com seu esforço e determinação que vai promover o resultado consistente que você precisa para se manter saudável.

ESSE CONJUNTO DE MEDIDAS,
SOMADAS AO REEQUILÍBRIO HORMONAL,
PODEM TRANSFORMAR VOCÊ
EM UMA NOVA PESSOA.

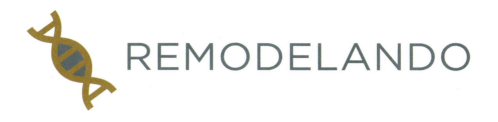

REMODELANDO

Vamos entender do que se trata essa tal de remodelação hormonal...

1. Dando novo formato, novo sentido.
2. E o que são hormônios? São moléculas produzidas pelas glândulas endócrinas ou células especializadas, que exercem um efeito fisiológico específico sobre uma ou mais partes do corpo. Ou seja, são substâncias químicas que transferem informações e instruções entre as células do nosso organismo, também chamados de "mensageiros químicos do corpo".

Lembra daquele toca-fitas que você tinha no carro? Para o som ficar bom, você tinha que acoplar um amplificador. Lembra disso? Na frente do amplificador, havia uma sequência de botões deslizantes, que permitiam regular (equalizar) cada uma das faixas de onda da música que você estava ouvindo.

Pois bem. Cada hormônio tem uma função específica em nosso corpo. Se você imaginar cada um como uma daquelas teclas e a remodelação como a capacidade de deslizar esses botões para baixo e para cima, a fim de equalizar essas funções, vai ter uma ideia aproximada sobre o que estamos falando.

Temos hormônio para regular o sono, as funções mentais, os sistemas imunológico e cardiovascular e, até mesmo, nosso humor. Por isso, a partir do momento em que começam as quedas na produção de alguns desses hormônios, você começa a envelhecer, a saúde fica em desequilíbrio, abrindo margem para as doenças consideradas "próprias da idade".

Os hormônios, então, regulam desde o desenvolvimento do corpo, quando somos crianças até o envelhecimento, quando adultos, passando por funções de sintonia fina (já que estamos usando o som como analogia) que vão do sistema reprodutivo ao metabolismo, que é o processo usado pelo organismo para produzir energia a partir dos alimentos.

Unindo esses conceitos, para que fique fácil de você compreender sobre o que estamos falando, remodelação hormonal é a capacidade de identificar cada um desses hormônios e suas funções, entender suas variações (e são muitas) e equalizá-las. E ainda com um pormenor de suma importância: fazer isso caso a caso, já que cada pessoa tem uma impressão hormonal própria, como se fosse uma impressão digital.

Vou lhe mostrar a partir de agora algumas dessas teclas hormonais que podemos (e devemos!) deslizar para cima ou para baixo, a partir da avaliação feita por um profissional treinado, para fazer o que chamamos de remodelação:

Remodelando

1. Melatonina
2. Serotonina
3. Tiroxina (T4)
4. Triiodotironina (ou T3)
5. Adrenalina - (epinefrina)
6. Noradrenalina
7. Dopamina
8. Antimülleriano
9. Adiponectina
10. Adrenocorticotrófico
11. Angiotensina
12. Vasopressina
13. Peptídeo natriurético atrial (atriopeptina)
14. Calcitonina
15. Colecistocinina
16. Corticotrofina
17. Eritropoietina
18. Hormônio folículo estimulante
19. Gastrina
20. Grelina
21. Glucagon
22. Gonadotrofina
23. GH
24. Gonadotrofina coriônica humana
25. Lactogênio humano placentário
26. IFG-1
27. Inibina
28. Insulina
29. Somatomedina
30. Leptina
31. Luteinizante
32. MSH - Hormônio estimulador de melanócitos
33. Ocitocina
34. Paratormônio
35. Peptídeo Inibidor Gástrico
36. Prolactina
37. Relaxina
38. Secretina
39. Somatostatina
40. Trombopoietina
41. Tireotrofina
42. Cortisol
43. Aldosterona
44. Testosterona
45. Dehidroepiandrosterona
46. Androstenediona
47. Diidrotestosterona
48. Estradiol
49. Estrona
50. Estriol
51. Progesterona
52. Calcitriol
53. Calcidiol
54. Prostaglandinas
55. Leucotrienos
56. Prostaciclina
57. Tromboxano
58. Lipotropin
59. Peptídio natriurético cerebral
60. Neuropeptídio
61. Histamina
62. Endotelina
63. Polipeptídeo pancreático
64. Renina
65. Encefalina

Cada um desses hormônios tem funções específicas que são estimuladas ou inibidas de acordo com nossas necessidades diárias, nossos afazeres, nossa vida. Muitos deles, têm funções variadas, fazendo ligações em quase todas as partes do corpo.

Quando precisamos crescer aumenta a produção do GH (que não tem só essa função e aqui serve apenas como exemplo). A produção descontrolada desse hormônio causa aberrações físicas: gigantismo, nanismo etc.

Quando precisamos de energia, o estômago estimula o pâncreas e o hipotálamo a produzir grelina, para que o cérebro entenda que estamos com fome. E quanto mais grelina, mais fome. Em excesso faz você comer sem parar, até explodir. Em falta, faz você murchar e morrer.

E por aí vai. Cada uma dessas funções tem que ter uma regulação, um controle, uma equalização, em cada fase da vida, em cada dia, cada hora. A queda do cortisol durante o dia, por exemplo, pode provocar sonolência e dificuldade de raciocínio; depressão matinal pode estar associada à deficiência intracelular de T3 e por aí vai...

TUDO O QUE SOMOS SÃO HORMÔNIOS EM AÇÃO.
E É POR ISSO QUE ENVELHECEMOS.

Porque a partir dos 25, 30 anos de idade, a natureza entende que já cumprimos nossa função primária que é a reprodução da espécie e começa a diminuir produção hormonal. É um processo natural e irreversível. O problema é que aceleramos esse processo com nosso modo de vida moderno: sedentarismo, má alimentação (os famosos *fast foods*), estresse, aquele monte de leds acesos a noite toda ao lado da cama...

Cada detalhe desse é um fator que faz cada um dos botões listados deslizar, para cima e para baixo, levando os sintomas do envelhecimento como cansaço, diminuição da memória, aumento de peso, diminuição da libido, aumento de flacidez e rugas, mudanças de humor e o aumento do riscos de doenças cardio-vasculares e cerebrais (infarto, AVC), câncer, Alzheimer etc.

— Ah, mas Dr. Ítalo, eu já faço reposição hormonal e não acho que esteja adiantando muito.

É muito diferente. A reposição hormonal convencional, que é corrente e praticada por muitos médicos faz duas coisas (por isso você não está sentindo grandes diferenças em sua vida): ela apenas repõe os hormônios que estão em níveis considerados baixos e os nivela a índices fixos, obtidos a partir de dados estatísticos internacionais antigos, muitos apurados empiricamente etc., que comparam indivíduos da mesma idade, considerando que todos necessitam das mesmas doses de hormônios. E faz essa intervenção de modo tardio, quando aparecem os sintomas da menopausa da mulher e da andropausa nos homens, para reestabelecer uma deficiência já instalada.

Já a remodelação hormonal pode começar a ser feita a partir de qualquer idade em que alterações significativas na produção de um dado hormônio sejam diagnosticadas, constituindo em uma ação preventiva. O perfil hormonal é individualizado, procurando-se compreender como seu corpo funciona e do que necessita, a mais ou a menos, são sugeridas e introduzidas mudanças no seu modo de vida, para assim reestabelecermos o equilíbrio hormonal, restaurando os níveis de energia e vitalidade, otimizando a performance sexual, reduzindo a gordura corporal, aumentando a massa muscular o metabolismo cerebral e elevando a capacidade físico-respiratória. Tudo isso pode reduzir o risco de doenças do envelhecimento (câncer, Alzheimer, infarto e etc.), melhorar a qualidade de vida e até impactar de forma positiva a aparência física.

Parece mágica?

Eu aperto esse botãozinho, aquele, aquele e naquele, e... Alakazam! Você não envelhece mais, fica forte saudável, bonito etc. A coisa não é assim. Profissionais sérios e verdadeiramente comprometidos com a vida e com a saúde não podem prometer soluções mágicas, nem rápidas. Não existe a promessa de resultado imediato, pois todo tratamento médico depende da resposta individual de cada organismo, além da aderência do paciente em seguir as orientações de mudanças no estilo de vida etc.

E é fundamental uma avaliação individual e pormenorizada de cada pessoa porque o que é normal e bom para mim pode não ser pra você. E mexer com esse fino equilíbrio, mesmo dentro da faixa considerada de normalidade, é um desafio de alta complexidade. O excesso de hormônios para tireoide, por exemplo, pode causar doenças cardíacas. A prescrição indiscriminada de testosterona pode levar a efeitos colaterais importantes e indesejáveis.

Além disso, se não for muito bem feito, muito bem orquestrado, ainda pode levar à dependência: seus sistemas podem entender que não precisam mais trabalhar sozinhos e parar de funcionar de vez. Então, calma com andor...

— E POR QUE É BIOIDÊNTICA, DR.?

É CHAMADA ASSIM PORQUE USAMOS HORMÔNIOS COM UMA ESTRUTURA QUÍMICA SEMELHANTE AOS PRODUZIDOS NATURALMENTE PELO NOSSO ORGANISMO, APESAR DE SEREM FEITOS EM LABORATÓRIO. DIFERENTE DOS SINTÉTICOS, OS HORMÔNIOS BIOIDÊNTICOS TÊM AÇÃO MAIS FISIOLÓGICA E NATURAL DENTRO DO NOSSO CORPO. O TERMO BIOIDÊNTICO É UTILIZADO PARA PREPARAÇÕES QUE CONTÊM OS HORMÔNIOS ESTRONA, ESTRIOL, PROGESTERONA, TESTOSTERONA, MELATONINA, TIROXINA, O HORMÔNIO DO CRESCIMENTO HUMANO RECOMBINANTE E OUTROS TANTOS.

UTILIZADOS DE FORMA CORRETA, NA DOSE CERTA E PELO TEMPO CERTO, SÃO SEGUROS E PRODUZEM BAIXA PROBABILIDADE DE EFEITOS ADVERSOS.

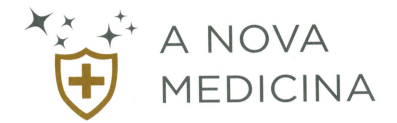

A NOVA MEDICINA

Na internet, cada dia mais, você encontra profissionais falando sobre a medicina do futuro. Tem listas de equipamentos que estão sendo desenvolvidos ou ainda projetados, fala-se em diagnósticos "em tempo real", que vamos virar cyborgs, com órgãos e membros artificiais; nanorrobôs, que são máquinas microscópicas capazes de diagnosticar doenças e melhorar a entrega de medicamentos, além de equipamentos multifuncionais, capazes de detectar doenças e sintomas de uma só vez, e por aí vai...

E se eu lhe disser que estão todos errados?! Isso mesmo!

O futuro da medicina está em evitar que se fique doente. Como falei lá no começo: fazer as revisões do corpo, como fazemos de um carro. E não deixar cair aos pedaços para depois tentar consertar.

Mas nesse caminho, é preciso ficar muito atento aos perigos das práticas alternativas, que vão surgir no percurso, e que muitas vezes não passam de um engodo de oportunistas, querendo se aproveitar da boa-fé das pessoas. Isso é realmente um perigo e tem que ser combatido.

Nos Estados Unidos existe hoje um contingente de mais de 80 milhões de pessoas sofrendo de alguma forma de doença cardiovascular. A projeção é de mais ou menos um milhão e 300 mil mortes por infarto a cada ano. Em todo o mundo, cerca de 17,5 milhões de pessoas morrem vítimas de doenças cardiovasculares, a cada ano, segundo a Organização Mundial de Saúde (OMS). No Brasil, a situação não é diferente. A média anual chega a 350 mil, o que corresponde a uma vida perdida a cada 40 segundos; a duas vezes mais que todas as mortes decorrentes de câncer e seis vezes mais que as provocadas por todas as infecções no país.

Então, as pessoas estão assustadas. E, lógico, quando se fala em medicina alternativa; quando se fala em ser capaz de evitar ou minimizar os riscos dessas doenças, isso se torna um chamariz e pode atrair muita gente mal-intencionada. Por isso, na Sociedade Brasileira para Estudos da Fisiologia (Sobraf), nosso propósito é promover e fomentar o conhecimento relativo à fisiologia humana, contribuindo para a propagação de práticas de prevenção em saúde.

Nosso objetivo é congregar de forma associativa, profissionais que exerçam atividades que corroborem para concretizar sua missão; realizar periodicamente eventos para debater e divulgar as atualizações científicas e demais temas objetos de seus estudos; promover intercâmbio com sociedades técnico-científicas nacionais e estrangeiras; incentivar a evolução e o aperfeiçoamento do ensino, do treinamento e da formação profissional médica e de áreas afins; selecionar, organizar e divulgar informações técnico-científicas de interesse da sociedade; assessorar e colaborar com órgãos públicos e entidades privadas ligadas às áreas médica e científica; e respeitar e promover os princípios do desenvolvimento sustentável em prol da saúde e do bem-estar da sociedade.

PRATICAMOS MEDICINA PREVENTIVA
E NÃO ALTERNATIVA.

A nova medicina

E dentro desses novos cenários a sugestão é que os dois lados da moeda, a medicina tradicional curativa e a medicina preventiva, se unam com a finalidade de promover um modelo de saúde mais eficaz.

Eu não sou opositor do médico tradicional (até porque essa é minha formação básica e eu respeito muito meus colegas), mas também eles não devem me ver como inimigo.

O que nós praticamos se chama medicina da longevidade, que é uma medicina moderna e integrativa, solidamente embasada na fisiologia, que é uma vertente médica que pode ser praticada por qualquer médico. Esse modelo encontra-se solidamente embasado em ciência e é usado hoje por milhões de pessoas em 117 países. No Brasil, é praticada há aproximadamente 20 anos e hoje nós somos um grupo com aproximadamente 8.000 médicos de 32 especialidades distintas que tem a responsabilidade de zelar pela saúde de mais 2,5 milhões pessoas.

Desse modo, o modelo que defendemos e praticamos, preventivo, está muito longe de ser um devaneio ou um ensaio empírico. É um trabalho sério, baseado em dados científicos e evidências práticas de resultados clínicos replicáveis e de boa qualidade cujo objetivo é dar às pessoas uma opção e uma chance de prevenir tratar os seus problemas utilizando novas abordagens e métodos.

Não se deve cair no erro de achar que, porque algo é novo, ou é uma ideia que foge do tradicional, é errada, mal-intencionada, nociva ou perigosa. Afinal, a evolução da sociedade é feita, sempre, a partir de ideias que a princípio se apresentam como ridículas ou pouco críveis.

As pessoas riam de Thomas Edison quando inventou a lâmpada e disse que ia iluminar Washington. O CEO da Kodak nem levou em consideração quando mostraram para ele a câmera digital que não usava filme. Ele estava no topo de um mercado que movimentava bilhões de dólares e achou que ninguém ia querer fotografar e ficar com a foto no computador ou na câmera. As pessoas queriam ver suas fotos reveladas e impressas. Hoje, quem vai numa loja comprar um filme de 36 poses?

Então, a vida é assim. Tudo o que é novo e revolucionário, tende a ser menosprezado por quem está no poder (e aqui não estou falando de poder político), usufruindo e se beneficiando do modelo tradicional. É a ordem natural das coisas e eu não recrimino essas pessoas.

Afinal, o sujeito estudou, se esforçou, fez cursos e mais cursos etc., e está lá, tranquilo, ganhando a vida dele. Recebe o paciente, escuta as reclamações, faz uma avaliação a partir dos sintomas descritos e... prescreve um remédio.

Aí aparece alguém com outras ideias, falando em princípios da fisiologia, causas primárias das patologias e prognósticos diferentes, que vão permitir que as pessoas possam ter mais chances de uma vida normal e saudável. O que um médico tradicional pode ser induzido a pensar? "Charlatanismo". "Esse sujeito está falando em tratar as pessoas antes que adoeçam. Porque alguém que não está doente iria se tratar? E se as pessoas deixarem de ficar doentes, como eu vou ganhar a vida?"

E aí como um médico tradicional pode, potencialmente, reagir? Combate essa ideia nova, sem nem querer saber se há base científica no que está sendo dito ou não. Ele pode usar de todos os meios, pode envolver autoridades e entidades que possam ajudá-lo na luta contra essa novidade, até o momento em que ela passe a ter aceitação e ser de domínio público. A história se repete sempre. Mudam os personagens e os cenários, o resto segue o mesmo roteiro.

A nova medicina

O que eu quero dizer com isso é: o modelo de medicina que estamos apresentando é o futuro da medicina. E não há como fugir disso. Então, minha sugestão é que os dois modelos de medicina se entendam e se unam, em nome de um bem maior: saúde do ser humano. O objetivo é dar às pessoas uma opção e uma chance de detectar precocemente e tratar seus problemas utilizando novas abordagens e métodos solidamente baseados em evidências, prática direta de milhares de médicos e na aplicação clínica dos princípios da fisiologia. O foco principal é abordar as causas primárias das patologias, chegando a um prognóstico diferente, que pode permitir que as pessoas tenham uma vida mais normal e mais saudável.

A nossa anatomia indica o status de nosso presente, mas nossa fisiologia indica o status do nosso futuro. Não podemos mudar o presente do nosso paciente, mas podemos influenciar forte significativamente o seu futuro. Não podemos voltar e mudar o passado, mas podemos intervir agora e fazer um novo futuro.

A visão que nós temos dessa medicina é: um novo modelo de medicina preventiva, que utiliza-se de avançados conhecimentos tecnológicos e biomédicos, permitindo a elaboração de protocolos clínicos e terapêuticos padronizados que visam detectar, prevenir e tratar as condições associadas ao processo de envelhecimento humano. **Isso tudo tendo como essência o olhar biopsicossocial, integrativo, holístico do ser humano, bem como suas especificidades!**

A proposta que trazemos para a vida humana é séria e ética. Nosso grupo obedece a diretrizes que são fundamentadas e constituídas por um comitê científico, formado por professores e cientistas de importantes instituições de ensino. Essa comissão independente valida as diretrizes do que propomos e praticamos.

É um modelo de saúde que adota os mais modernos princípios científicos, com a finalidade de promover qualidade de vida em qualquer fase da vida, contribuindo para a redução dos custos socioeconômicos das doenças. Desse modo, é embasada em princípios de ética e responsabilidade que são compatíveis e consistentes com aqueles praticados e preconizados em outras áreas da ciência médica.

E assim, aos poucos, as pessoas começam a se conscientizar de que não é possível obter resultados diferentes, fazendo sempre as mesmas coisas. Parece óbvio, mas, talvez, exatamente pela obviedade, a escolha de muitos seja permanecer no mesmo lugar, com as mesmas práticas. Se você tem pensado e agido assim, quero te dizer que só há um meio de obter resultados diferentes, e é fazendo coisas diferentes. Fazendo as mesmas coisas você pode, no máximo, conseguir resultados melhores, mas jamais diferentes. E é apostando em coisas diferentes que nos superamos e evoluímos.

E essa evolução começa pela mulher. É ela quem primeiro procura um novo tipo de tratamento e a partir dos resultados obtidos, indaga: "doutor e meu marido"? E o casal percebendo que sua vida está melhor começa a olhar da vertical: "doutor, e o meu pai e a minha mãe?" E na horizontal "e o meu irmão, a minha irmã". Depois estendem os benefícios dessa nova ciência para os filhos; porque nós temos muitas coisas importantes a fazer pela infância, uma fase da vida crucial para alcançarmos saúde e qualidade de vida, diga-se de passagem.

A nova medicina

As crianças hoje estão crescendo em um mundo absolutamente hostil à sua biologia. Elas estão impregnadas de xenoestrogênios, que são estrógenos produzidos em laboratórios e presentes na composição de diversos produtos do nosso cotidiano; estão impregnadas de xenobióticos, que são compostos químicos estranhos ao organismo humano (como agrotóxicos, pesticidas etc.); de disruptores endócrinos, que as impossibilitam de manter uma taxa metabólica basal adequada.

A alimentação está interferindo fortemente no perfil hormonal (e isso não é apenas das crianças, mas de todos nós), e isso impacta na composição corporal, que interfere na atividade inflamatória, que favorece a disfunção endotelial e por aí vai. Então, não temos mais como tratar de pessoas que estão apenas envelhecendo. Ou ficar esperando sintomas, para tentar corrigir o problema.

O cerne da questão, e talvez a grande dificuldade que a medicina tradicional tem de entender e aceitar um novo modelo, a medicina da longevidade saudável, é a maneira como os médicos são treinados nas escolas. Nós somos preparados para apenas ver o que é palpável aos nossos sentidos. Mas se mudarmos nossa visão, poderemos ver abaixo da linha d'água e enxergar qual é, realmente, o tamanho do iceberg.

Por exemplo, uma das mais perigosas drogas que nós seres humanos ingerimos, e de forma sistemática e continuada, é uma droga chamada alimento. Cada vez que eu me alimento, dependendo da proporção entre carboidratos, proteínas e gorduras eu posso produzir uma poderosíssima resposta hormonal endógena, que pode acelerar os fenômenos catabólicos celulares, a disfunção de replicação do DNA e promover aumento dramático da suscetibilidade a doenças (isso sem falar dos agrotóxicos, pesticidas e substâncias químicas presentes em comidas ultraprocessadas).

Para complicar: o mundo em que nós vivemos é cada vez mais estressante e cada vez mais um convite ao sedentarismo. Só para se ter uma ideia, 82% da população brasileira é formada por sedentários que têm estilos de vida inapropriadas e desequilíbrios múltiplos. Esses elementos, alimentação, sedentarismo e estilos de vida desequilibrados, isolados ou de maneira combinada, tornam as pessoas vulneráveis na parte metabólica hormonal, aumentando as chances de doenças e disfunções. Além disso, é acrescentado à mistura desse bolo, a presença excessiva de radicais livres e o desequilíbrio na bioquímica cerebral.

Isso tudo vai produzir um fenômeno intracelular importante. Funciona assim: dentro das nossas células existe um complexo de duas proteínas que modulam o processo catabólico de destruição celular. Um peptídeo chamado "fator nuclear Kappa Beta" e uma proteína carreadora chamada "proteína inibidora do fator Kappa Beta". Todas as vezes em o corpo humano é exposto a um dos elementos ou a um conjunto das variáveis citadas anteriormente (alimentação, estilo de vida, estresse etc.) no citoplasma das células acontece um desacoplamento da proteína carreadora. Ela desliga e deixa livre o fator nuclear Kappa Beta. Livre no citoplasma ele penetra no núcleo da célula e altera o genoma, fazendo com que essas células entrem num processo catabólico e de aceleração dos fenômenos de envelhecimento intracelular. Isso leva a uma variável chamada inflamação crônica subclínica, sobre a qual já falei aqui.

Muitos médicos se sentirão convidados a rever seus conceitos para que se tornem capazes de enxergar as coisas pela ótica preventiva, e passem a atuar na vida das pessoas antes que os problemas se manifestem.

Doenças do envelhecimento eram, até o século XX, entendidas como um processo inevitável. À luz do conhecimento atual,

A nova medicina

temos elementos suficientemente fortes para entendermos que a queda de hormônios anabolizantes, associados à perpetuação e intensificação da inflamação crônica subclínica, a concomitante elevação de hormônios catabolizantes, o sedentarismo, as carências múltiplas nutricionais e o estresse são fatores que produzem a aceleração desses processos, por provocarem o esgotamento dos sistemas naturais de reparo intracelulares. O que pretendemos com esse novo modelo é promover a detecção precoce, tratamento ou mesmo reversão das disfunções que podem produzir as doenças, dando qualidade à quantidade, e quantidade à qualidade de vida.

Para que nós possamos adotar uma espécie de uma receita de bolo para uma vida mais saudável, não podemos fazer apostas em um ou outro elemento isoladamente. Temos que atuar sistemática e simultaneamente em vários processos, de forma dinâmica e proativa, orientando as pessoas para que tenham estilos de vida saudáveis; mas também compreendendo o conceito de suplementação nutracêutica funcional; e a produção de ATP (adenosina trifosfato) a partir das mitocôndrias. Porque chega um momento em que as mitocôndrias não conseguem mais gerar ATP, que é a substância que armazena e transporta a energia liberada na respiração celular e fornece essa energia para as mais diversas atividades celulares.

E se o seu médico não entende o que está acontecendo, como vai tratar? Quando as mitocôndrias perdem essa capacidade de produzir ATP nosso organismo começa a ficar carente de elementos para gerar o que em biologia chamamos de ciclo de Krebs. O ciclo de Krebs ou ciclo do ácido cítrico é uma das etapas metabólicas da respiração celular aeróbica. Essa respiração celular acontece em três fases: glicólise, que é o processo de quebra da glicose em partes menores, com formação de piruvato ou ácido pirúvico, que originará o Acetil-CoA; o ciclo de Krebs – quando o Acetil-CoA na primeira fase é oxidado passando a CO_2; e, na última fase acontece a cadeia respiratória, que é a produção da maior parte da energia, com a transferência de elétrons provenientes dos hidrogênios, que foram retirados das substâncias participantes nas etapas anteriores.

O complexo ciclo de Krebs possui várias funções que contribuem para o metabolismo, entre eles a produção de energia para as células. Quando acontece um problema nas mitocôndrias, e elas são extremamente sensíveis, isso pode ser traduzido no nosso corpo como uma deficiência de magnésio, por exemplo, que é o quarto mineral mais abundante e é fundamental para a saúde humana. Ele está envolvido em mais de 300 processos metabólicos, entre eles, funções essenciais como a síntese de proteínas, utilização de gorduras e carboidratos, produção de enzimas de desintoxicação específica e produção de energia relacionada à desintoxicação de células. A deficiência do magnésio pode afetar praticamente todos os sistemas do corpo humano. Esse mineral é essencial no combate a doenças como artrite, Alzheimer, problemas de pressão alta, diabetes, problemas respiratórios, entre outros.

Outra deficiência que impacta é a de carnitina (também chamada de L-carnitina, levocarnitina ou vitamina B11). É uma vitamina sintetizada pelo fígado, rins e cérebro, encontrada em quase todas as células do organismo e a falta dela pode causar cansaço, fraqueza muscular, confusão mental, problemas cardíacos e insuficiência renal, que pode evoluir para lesão das células tubulares renais.

Mais um exemplo: a deficiência de coenzima q10 que é um composto solúvel em lipídeos e com propriedades semelhantes às das vitaminas, que está associada com o transporte de elétrons e com a geração de energia nas células. É um poderoso antioxidante que ajuda a prevenir as doenças cardíacas e pode retardar os processos catabólicos do envelhecimento.

A deficiência de todos esses elementos promove uma profunda redução da capacidade de gerar ATP principalmente nas células que compõem o músculo cardíaco, os chamados "cardiomiócitos", levando pessoa a desenvolver patologias que são completamente evitáveis e que os médicos tradicionais chamam de doenças naturais da velhice. Na verdade, apenas não entendem o que está acontecendo e assim não podem fazer nada.

Todos esses problemas dentro das células são invisíveis a olho nu, são indetectáveis nos exames tradicionais e não produzem nenhum sintoma a curto ou médio prazo. Não tem como você ir a seu médico e falar:

— Doutor, minhas mitocôndrias estão perdendo a capacidade de produzir ATP.

— Doutor, não me sinto bem, acho que é meu ciclo de Krebs. O que o senhor me receita?

Você jamais vai imaginar que tenha um problema assim e, se o fizesse e dissesse isso a um médico tradicional, ele certamente riria da sua cara. Simplesmente porque ele não tem ideia do que você vai falar. E se compreender, também não terá um medicamento que possa lhe receitar. Poderá lhe responder:

— Você anda vendo muito o Google...

E ele vai estar certo, porque cada vez mais o Google tem dado empoderamento aos pacientes. Hoje o paciente chega ao consultório com o exame todo decodificado, sabendo exatamente (e às vezes até mais que o médico que o atente) qual o diagnóstico para o que ele sente.

Mas um médico com novos conceitos em mente irá buscar saber o que pode estar acontecendo em seu corpo em nível celular. Vai compreender os danos ao DNA da mitocôndria e como eles podem ser evitados. Vai saber que esse dano tem que ser evitado porque o DNA da mitocôndria é um DNA não renovável, e se ele for lesado não existe reparo. Vai saber quais elementos utilizar para promover não só a recuperação da geração de ATP, mas também como podemos inibir a inflamação crônica subclínica.

Esse médico vai ter conhecimento de um conceito chamado nutrigenética, que é a ciência que estuda o efeito da variação genética em resposta à dieta, também chamada de ciência da nutrição. Vai ter que entender de nutracêutica funcional, que é a disciplina que estuda os componentes fitoquímicos presentes nas frutas, legumes, vegetais e cereais, e a capacidade que têm de interagir e modular mecanismos moleculares e funções fisiológicas. Vai saber que o que nós comemos influencia diretamente a forma vivemos e envelhecemos.

Aliado à nutrigenômica, poderá estabelecer uma nova proposta em relação à dieta nutricional baseada no perfil genético de cada indivíduo. Estudos permitem cruzar a informação da genômica com a alimentação e os componentes dos alimentos permitindo o bloqueio de enfermidades metabólicas como diabetes, dislipidemias e certos tipos de câncer, cardiopatias, síndrome metabólica e obesidade.

Vai recomendar a prática individualizada de atividade física, respeitando os limites e objetivos de cada pessoa. Aconselhar a detoxificação hepática e intestinal e a inibição dos radicais livres. Identificar e corrigir o desequilíbrio da flora bacteriana intestinal, chamado de disbiose intestinal, que é causado pela diminuição do número de bactérias benéficas do intestino e aumento daquelas capazes de causar doença e reduzir a capacidade de absorção dos nutrientes, desencadeando carência de vitaminas. Valorizar o papel que a remodelação hormonal

A nova medicina

exerce na manutenção do equilíbrio metabólico. Vai ter que manusear o estresse, o que é profundamente importante; recomendar uma dieta hormonalmente correta, enfim, vai conhecer uma porção de estratégias relevantes a serem implementadas para evitar os problemas futuros, que o colega tradicional ainda não consegue enxergar.

Um exemplo é o papel que os halogênios têm no processo de patologias tireoidianas e como combinar tudo isso de uma forma elegante, fisiológica e detalhada para cada pessoa, no sentido de promover uma vida mais saudável.

Esse novo médico vai entender que a principal causa de morte do século XXI não é o infarto, mas uma doença mais grave e antecedente ao infarto. E essa doença é a inflamação subclínica.

O maior problema de saúde, neste início de século XXI, não é a falta de equipamentos ou remédios, mas o desconhecimento de ferramentas terapêuticas que poderiam estar salvando vidas em todo o mundo. Milhares de vidas são perdidas por mera ignorância e não por impossibilidade tecnológica ou biomédica.

O conhecimento médico avança numa grande velocidade e nos próximos dois anos e meio iremos duplicar a base desse conhecimento. As projeções indicam que até 2029 saberemos 512 vezes mais sobre medicina do que sabemos hoje e o melhor tudo: nós, que conhecemos essa nova medicina, estaremos vivos para contar essa história.

A base dessa esperança está na mudança do estilo de vida. Um estudo feito na Escola de Medicina da Stanford University, nos Estados Unidos, que buscou identificar os fatores que contribuem para as pessoas atingirem idades avançadas livres de doenças, mostrou que os estilos de vida respondem por 60% da longevidade, o meio ambiente 20%, a genética 15% e a complexidade dos sistemas de atendimento médico responde por apenas 5%.

Isto significa que se uma pessoa vive em uma cidade, que possui hospitais muito bem estruturados, aparelhos e equipamentos de última geração, exames complementares de laboratório ou de imagens de altíssima precisão e sofisticação e médicos adequadamente treinados para realizar os procedimentos mais complexos e avançados hoje disponíveis, o impacto total da soma destes recursos na longevidade saudável não passa de modestos e espantosos 5%.

Eu falei lá no início desse livro sobre estado de conservação e idade biológica. Lembra? Pois bem. Esse estudo só confirma que nossa idade cronológica marca apenas a passagem do tempo e não pode mais ser utilizada como critério isolado no rastreamento dos riscos de doenças. Na medicina do futuro avaliamos o risco de doenças, adotamos e aplicamos um conceito mais abrangente, que á a idade biológica. Ela é mais do que a mera passagem do tempo, como a idade cronológica, é um marcador da capacidade metabólica e funcional de um indivíduo.

Em resumo: A idade cronológica determina o tempo de fabricação, enquanto que a idade biológica expressa o estado de conservação. E é por isso que umas pessoas vivem mais, outra menos; algumas chegam a uma idade avançada com a saúde em dia, e outras não.

Os dados da pesquisa feita em Stanford mostram que o estilo de vida representa 60% de como envelhecer bem, o meio ambiente afeta aproximadamente 20%, a genética afeta 15% e a qualidade dos serviços de doença, meros 5%.

Agora veja a decepção. Você paga um plano de doença caríssimo, mora numa cidade onde se pratica uma das medicinas mais avançadas do planeta, temos médicos com o nível de formação e qualificação que nada deixa a desejar a qualquer médico do mundo, hospitais com recursos tecnológicos fantás-

A nova medicina

ticos, máquinas de ficção científica, cheias de botões coloridos; centros cirúrgicos onde é possível fazer intervenções de altíssima complexidade... E tudo, triste e ironicamente, só afeta 5% da longevidade.

E os dados apresentados nessa pesquisa têm desdobramentos práticos comprovados. Basta examinarmos uma das populações mais longevas do mundo, os Hunzas, que habitam o Cáucaso, região situada nas montanhas do Himalaia, no extremo norte da Índia, onde se juntam as terras da Caxemira, Índia e Paquistão. Esse povo tem uma expectativa média de vida de 106 anos. E sabe quantas farmácias existem lá? Sabe quantos hospitais existem lá? Sabe quantos tomógrafos de ressonância magnética, existem lá? Zero!

O segredo dessa população está na alimentação à base de cereais, frutas, verduras, castanhas, queijo de ovelha, tudo 100% orgânico, sem vitaminas sintéticas (produzidas em laboratórios), sem agrotóxicos ou adubos químicos. Além disso, os Hunza só tomam duas refeições por dia, sendo que a primeira acontece só ao meio-dia. Ou seja, eles passam boas horas em jejum, mas nunca parados, agindo como sedentários, e sim com diversas atividades físicas. A carne é servida apenas em ocasiões especiais, e sempre em pequenas quantidades. Resumindo: eles têm uma dieta equilibrada e saudável.

Os Hunzas nos mostram o quão importante é adotarmos estilos de vida saudáveis e fazermos as escolhas de saúde corretas. A expectativa de vida nos países desenvolvidos é de aproximadamente 84 anos. É bastante, considerando-se os estilos de vida ocidentais, mas como essas pessoas estão chegando a essas idades é que é o que nos interessa.

Para termos qualidade de vida, é preciso ter saúde. E o único modo de atingir esse objetivo, é buscar a informação de qualidade. Isso nos mostra que viver bem está diretamente relacionado às escolhas que nós fazemos e, salvo engano, àquelas inteligentes. A qualidade da informação permite e interfere na qualidade da escolha, que interfere no estilo de vida, que interfere no estado de conservação, que interfere na longevidade, que interfere na qualidade e na quantidade.

A maior expressão de liberdade pessoal é o controle sobre o destino da sua própria saúde. E você só é verdadeiramente livre, só for capaz de ter controle sobre seu destino, se tiver informação de qualidade. Por isso, a medicina da longevidade, a medicina que estou lhe apresentando, é um novo modelo que coloca em primeiro lugar a sagrada liberdade de escolha pessoal.

Você pode escolher adoecer ou viver saudável. Que poder de escolha é melhor que esse?

Por isso esse novo modelo de medicina vem sendo rapidamente adotado, em escala global, estando presente na atualidade em 117 países. No Brasil é representada pelo Grupo Longevidade Saudável, instituição que é reconhecida nacional e internacionalmente, como o mais importante grupo de trabalho e formação médica nessa área de toda a América Latina.

Numerosos estudos têm demonstrado a confiança crescente do público neste modelo de medicina. Estima-se que mais de 40% da população dos Estados Unidos, país aonde nasceu no início dos anos 90, esteja hoje dela se beneficiando. A consequência é que um número crescente de escolas médicas e de saúde pública passaram a recomendar que os médicos se familiarizem com essas práticas e com esse modelo de saúde.

A nova medicina

O modelo médico tradicional consiste basicamente em três premissas: o corpo é uma máquina, a doença é consequência de uma avaria em alguma de suas peças e a tarefa do médico é consertá-la. A partir daí é que se determinou a prática médica atual, a organização da assistência à doença e a formação dos recursos humanos nessa área. Isso quer dizer que o médico até entende o corpo como um todo, como sendo uma máquina, mas não pensa em manutenção preventiva. Ele é treinado apenas para pensar em consertar avarias.

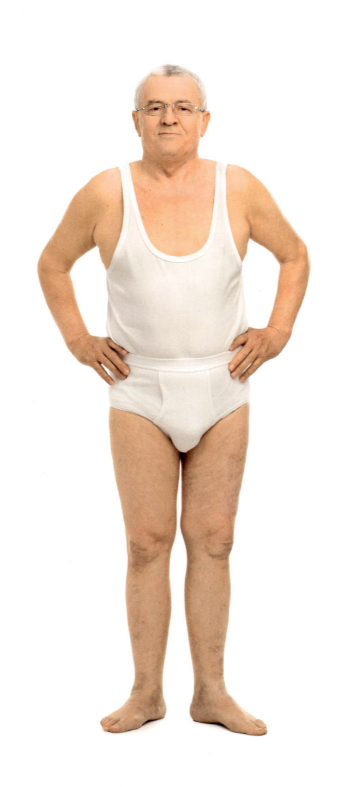

A nova medicina

Agora olhe para a imagem desse homem. Que avarias existem para serem consertadas? Aparentemente é um senhor na casa dos 60 anos de idade, que está envelhecendo bem, não é? Se ele for ao médico tradicional e não tiver nenhuma queixa, não está doendo nada, não está sentindo nada, vai apenas passar por uma consulta de rotina e ser mandado pra casa, no máximo com um remedinho pra controlar a pressão.

Observando detalhadamente a imagem, é possível visualizar uma pessoa profundamente comprometida, sendo consumida por uma série de problemas que poderiam estar sendo evitados nesse momento. O médico tradicional carece de treinamento para enxergar a perda de massa muscular em membros superiores e inferiores, aliada ao consumo da massa muscular do quadríceps, particularmente no músculo vasto medial. Não vê a intensa atividade inflamatória gerada por adipócitos brancos, sinalizando que este homem produz testosterona, mas devido à massa de gordura branca que ele tem na linha da cintura, está convertendo boa parte dessa testosterona em estradiol. E o excesso de estradiol provoca a aceleração dos elementos de envelhecimento facial, frouxidão dos elementos de sustentação, redução da tonicidade do panículo adiposo. Essa imagem também denuncia que esse homem é um possível deficiente de cortisol, DHEA, GH, e T3.

Médicos tradicionais, provavelmente, continuarão pedindo exames de colesterol, hemograma, glicemia, sumário de urina e ultrassonografia da próstata. E esses exames vão mostrar que ele é perfeitamente "saudável". E ele vai pra casa, feliz da vida, mostrar seus exames para mulher, familiares e amigos se orgulharem:

— Olha, o fulano tem uma "saúde" invejável. Até o colesterol dele é normal!

Até o momento em que todos esses problemas que eu listei acima resultarem em uma série de doenças que podem, inclusive, matá-lo repentinamente. Segundo o Ministério da Saúde, a chamada "morte súbita" que acontece quando um sujeito aparentemente saudável como esse cai morto no chão, afeta em média 320 mil brasileiros por ano. São quase mil sujeitos saudáveis, como esse senhor da foto, morrendo de repente por dia, com exames perfeitamente normais. E ninguém sabe explicar o que provoca essa tal de morte súbita. Ninguém que eu digo, baseado nos conceitos da medicina tradicional, porque, pelo ponto de vista da medicina da longevidade, possivelmente ele vinha, há muitos anos, sendo consumido pela inflamação crônica subclínica, pelos desequilíbrios hormonais e outros fatores. Tudo isso, sem diagnóstico e intervenções preventivas, levou a uma falência do sistema. Chega uma hora que o sistema simplesmente entra em pane e pifa.

— Morreu de quê?

— Causas naturais...

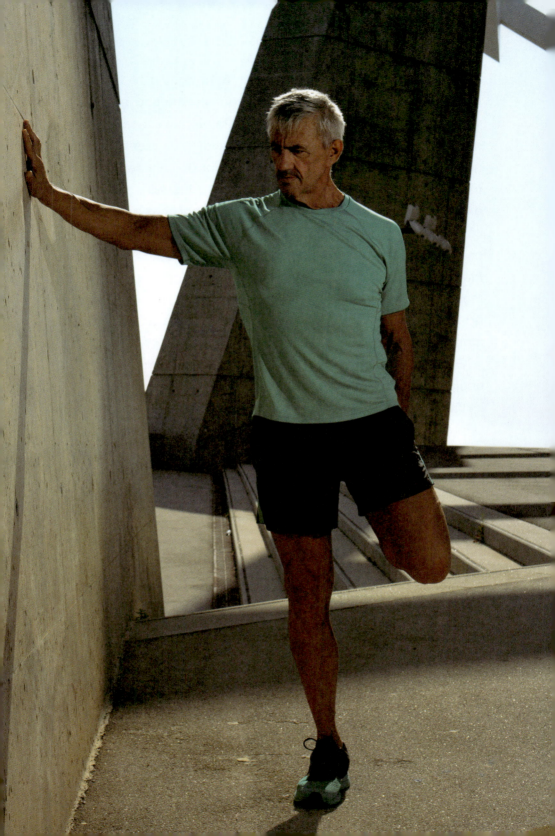

Essa outra imagem é de um homem com a mesma idade cronológica do anterior. Esse buscou um médico que sabe o valor que tem a identificação da inflamação e dos distúrbios hormonais, da qualidade do envelhecimento, identificou suas quedas hormonais, identificou seu nível de atividade inflamatória e começou a corrigir tudo isso. São máquinas fabricadas exatamente no mesmo mês e no mesmo ano.

Se nós olhamos apenas para carteira de identidade e para os exames laboratoriais convencionais, não vemos muita coisa. Mas se nós somos capazes de lançar um olhar crítico, podemos identificar cada um dos problemas e propor soluções mais arrojadas e eficazes, que possam contribuir para a promoção e manutenção da saúde.

É possível viver e envelhecer sem remédios, mantendo a capacidade funcional pelo maior tempo que for possível.

Quase todo mundo tem em casa uma cestinha de remédios considerados básicos, como aquela cartela de comprimidos para dor de cabeça, que a senhora inclusive carrega na bolsa. Uma pesquisa do Ministério da Saúde mostra que em um ano, o brasileiro consome, em média, 700 doses de remédios compradas em farmácias - algo como duas doses por dia por habitante, todos os dias. Não é pouco, considerando que 75% da população só compra medicamentos em farmácias, sem ajuda de programas do governo.

Isso, sem falarmos dos chamados medicamentos de uso contínuo, que as pessoas são obrigadas a tomar até morrer. E vão morrer mesmo porque, como eu já disse, esses remédios matam.

Num futuro próximo, tudo isso vai deixar de fazer sentido, vai deixar de existir. Você vai ser chamado para uma consulta mais ou menos assim:

— Boa tarde, aqui é do consultório do Dr. Francisco e nós estamos ligando para senhora porque neste mês a sua identidade

A nova medicina

genética alertou aqui o aparecimento de genes que levam à propensão para três problemas: diabetes, hipertensão e artrose. E a senhora tem um intervalo de quatro semanas para vir aqui no doutor para receber o tratamento de silenciamento desses genes, para que eles não sejam transformados em doenças biologicamente ativas.

Essa vai ser uma das formas como vamos exercer a medicina no futuro: silenciamento de genes, por meio de biotecnologia. E são avanços que já estão em aplicabilidade hoje. Outra área muito promissora é a nanomedicina. São micro robôs, com menos de 100 nanômetros, capazes de consertar um órgão em nível molecular. Eles ainda estão sendo produzidos, estão sendo pensados em termos de conserto de peças danificadas, mas a revolução vai acontecer mesmo a partir do momento em que pudermos usar um coquetel de nano robôs programados para identificar onde é que está a desordem molecular e executar esse trabalho ao nível celular, fazendo com que essas doenças sejam silenciadas, por meio da reorganização da estrutura atômico-micromolecular das células.

É assim que será o tratamento medicamentoso do futuro.

O que eu quero dizer para você que me acompanhou até aqui é que não tem fórmula mágica. Não tem medicamento mágico. Você não vai viver saudável até os 120 anos, simplesmente tomando o medicamento A ou B, tomando hormônio C ou D. Você vai viver saudável e funcional se praticar exercícios físicos regularmente, mantiver uma boa alimentação, cultivar bons hábitos de vida, controlar o estresse e equilibrar os níveis hormonais.

A medicina do futuro já é uma realidade e está ao alcance de todos hoje. É a medicina preventiva, que fortalece o corpo para que ele não adoeça. Envelhecer é sim um processo natural, mas podemos viver e envelhecer bem, com saúde, liberdade, autonomia e disposição para fazer todas as coisas que fazíamos quando tínhamos 25, 30 anos de idade.

LEMBRE-SE: NÓS
NÃO PERDEMOS HORMÔNIOS À MEDIDA
QUE ENVELHECEMOS. AO CONTRÁRIO.
NÓS ENVELHECEMOS PORQUE NOSSOS
HORMÔNIOS CAEM. A PRODUÇÃO
HORMONAL VARIA DE PESSOA
PARA PESSOA, COMO UMA
IMPRESSÃO DIGITAL.

EU SOU MÉDICO E MEU COMPROMISSO
É PROMOVER SAÚDE. É ASSIM QUE EU
ME APRESENTO. OS CONCEITOS QUE
COMPARTILHEI AQUI FORMAM OS ALICERCES
DA MEDICINA DO FUTURO.
A MEDICINA QUE PROPONHO E
PRATICO AQUI E AGORA.

FIQUE BEM.

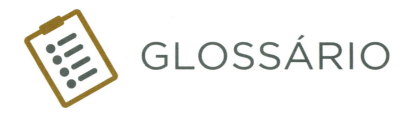

GLOSSÁRIO

Mitocôndrias – Verdadeiras "casas de força" das células, produzem energia para todas as atividades celulares. São imersas no citosol, entre as diversas bolsas e filamentos que preenchem o citoplasma das células eucariontes.

ATP – adenosina trifosfato é uma molécula que transporta energia nas células. É a principal moeda de energia da célula, e é um produto final dos processos de fotofosforilação (adicionando um grupo fosfato a uma molécula usando energia da luz), respiração celular e fermentação.

Genoma – São dados transmitidos de uma geração de seres vivos para outra, armazenados em um organismo por meio de uma linguagem de códigos, mais precisamente no seu DNA.

Estrógeno – É uma designação genérica dos hormônios cuja ação está relacionada com o controle da ovulação e com o desenvolvimento de características femininas.

Estrona – Hormônio feminino, obtido a partir da testosterona.

Estradiol – Principal hormônio feminino, obtido a partir da estrona ou da testosterona.

Estriol – enzima aromatase obtida a partir da androsterona.

Panículo adiposo – corresponde a 20% do peso de um homem e 25% do peso de uma mulher, forma um colchão gorduroso que protege órgãos e corpo contra impactos, fornece isolamento térmico e modela o corpo de acordo com o padrão hormonal masculino ou feminino.

Bioidênticos – São hormônios que têm exatamente a mesma estrutura química e molecular dos hormônios produzidos pelo nosso organismo, independentemente da fonte da qual se origina (natural ou sintética).

Ácidos Ômega 3 e Ômega 6 (ácidos alfa-linolênico - ALA) – São chamados de ácidos graxos poli-insaturados porque eles têm muitas ligações duplas (poli = muitos).

Cetose – Estágio no catabolismo que ocorre quando o fígado converte gorduras em ácidos graxos e corpos cetônicos, que podem ser usados pelo corpo para energia.

Pós-prandial – Que produz, ocorre ou tem seu efeito depois de uma refeição: glicemia pós-prandial.

RDA – Sigla em inglês de Recommended Dietary Allowance, em português: "Ingestão diária recomendada" é uma medida que determina um valor de referência de ingestão diária de um nutriente, considerado suficiente ou o mínimo necessário, para atender as exigências de até 98% das pessoas saudáveis em qualquer parte.

Unidade Internacional (ou UI) – é um sistema de medidas utilizado para determinar a quantidade de vitaminas, hormônios, medicamentos etc.

Comorbidade – é a existência de duas ou mais doenças simultaneamente na mesma pessoa, uma provoca o agravamento da outra e vice-versa. São consideradas comorbidades da obesidade, por exemplo: diabetes, hipertensão arterial, insuficiência cardíaca, entre outras.

Senescência – processo metabólico associado ao envelhecimento em nível celular. As células que entram em senescência perdem a capacidade de se multiplicar ou ficam restritas a um determinado número de divisões.

Adipócitos – São células que têm como função atuar no equilíbrio do fluxo energético corporal armazenando energia na forma de gordura (lipídeos) quando a ingestão de calorias é maior do que o seu consumo e, liberando energia (sob a forma de ácidos graxos) em períodos de baixa ingestão de calorias.

Genômica – é um campo da biologia molecular que descreve a função de genes e proteínas, como a transcrição de um gene, a tradução e interações entre proteínas, em oposição aos aspectos estáticos da genômica, como o sequenciamento de DNA e estudos estruturais.

Adrenarca – um dos estágios pré-puberdade no qual se dá o aumento de produção de hormonas sexuais, fundamentalmente andrógenos e estrógenos, pelas glândulas suprarrenais, por volta dos 8 anos de idade, fazendo parte do processo normal do desenvolvimento humano. Esta secreção hormonal aumenta de forma progressiva com a passagem do tempo e causa cerca de dois anos depois o surgimento do odor axilar, de pelos principalmente nas pernas, braços e zona genital (pubarca) e aumento de atividade das glândulas sebáceas do rosto, o que pode originar acne.

Sistema nervoso simpático – atua de modo oposto ao parassimpático, preparando o organismo para reagir em situações de medo, stress e exci-

GLOSSÁRIO

tação, adequando o funcionamento de diversos sistemas internos para um elevado estado de prontidão.

Melatonina (N-acetil-5-metoxitriptamina) – hormônio ligado ao ciclo circadiano, ou seja, a forma como o organismo organiza suas funções quando estamos acordados e durante o sono. A substância começa a ser produzida na glândula pineal quando o dia escurece, para ajudar o organismo se preparar para dormir.

Serotonina (5-hidroxitriptamina) – Regula sono, humor, apetite e ainda ajuda a combater a enxaqueca. São neurotransmissores mensageiros do cérebro. Substâncias químicas que permitem que os neurônios passem sinais entre si e para outras células do corpo, o que os torna importantíssimos em nossas funções vitais.

Tiroxina - (tetraiodotironina ou T4) – é um importante hormônio tireoidal sintetizado pela glândula tireoide aumenta a taxa metabólica e sensibilidade aos neurotransmissores chamados de catecolaminas e afeta a síntese proteica.

Triiodotironina (que é o T3) – que funciona em conjunto com o T4, regulando uma série de funções tireoidianas.

Adrenalina - (epinefrina) – produzido pelas glândulas supra renais e prepara o organismo para realizar atividades físicas e esforços físicos. É também um neurotransmissor, pois atua no sistema nervoso simpático.

Noradrenalina - (norepinefrina) – é o principal neurotransmissor do sistema nervoso simpático e precursor da adrenalina. Possui atividade tanto no receptor alfa, como beta 1 adrenérgico, com pouca ação sobre receptores beta 2, é um potente vasoconstritor visceral e renal.

Dopamina – aumenta frequência cardíaca e pressão arterial, inibe liberação de prolactina e TRH pela adenoipófise. Neurotransmissor responsável por várias sensações que sentimentos, a dopamina quando em baixa também pode causar falta de concentração e memória, irritabilidade, desmotivação e baixa libido.

Anti-Mülleriano (fator inibidor) – inibe liberação de prolactina e TRH pela adenoipófise. O hormônio anti-Mülleriano (HAM) é uma das principais maneiras de avaliar a reserva ovariana antes da realização de tratamentos de reprodução humana. Além disso, o hormônio anti-Mülleriano exerce importante função na fisiologia ovariana, sendo responsável por controlar o desenvolvimento dos folículos, processo conhecido como foliculogênese.

Adiponectina – (também chamada de GBP-28, apM1, AdipoQ e Acrp30) é uma proteína hormonal responsável pela regulação da glicose no sangue e degradação dos ácidos graxos.

Adrenocorticotrófico – (corticotrofina) estimula a síntese de corticosteroides (glicocorticoides e androgênios).

Angiotensinogênio e angiotensina – vasoconstrição e Liberação de aldosterona pelo córtex adrenal dipsogen.

Vasopressina (hormônio antidiurético) (arginina vasopressina) retenção de água pelos rins, vasoconstricção moderada, libera ACTH na adenoipófise.

Peptídeo natriurético atrial (atriopeptina) – É um peptídeo secretado por células musculares cardíacas atriais. Seu papel é normalizar a volemia sanguínea e a pressão arterial quando a musculatura cardíaca for excessivamente distendida.

Calcitonina – Constrói ossos, reduz o sangue Ca2+.

Colecistocinina – Libera enzimas digestivas pelo pâncreas, libera a bile da vesícula.

Hormônio liberador de corticotrofina estimula liberação de ACTH pela adenoipófise.

Eritropoietina – Estimula a produção de hemácias.

Hormônio folículo – Na mulher: estimula a maturação dos folículos de Graaf no ovário. No homem: espermatogênese, aumenta a produção da proteína ligadora de andrógenos pelas células de Sertoli do testículo.

Gastrina – Secreção de ácido gástrico pelas células parietais.

Grelina – Estimula apetite, secreção de hormônio do crescimento pela adenoipófise.

Glucagon – glicogenólise e gliconeogênese no fígado aumenta o nível sanguíneo de glicose.

Hormônio liberador de gonadotrofina – Liberação de FSH e LH pela adenoipófise.

Hormônio liberador de hormônio do crescimento – Estimula secreção de GH pela adenoipófise.

Gonadotrofina coriônica humana – promove a manutenção do corpo lúteo durante o início da gravidez e inibe a resposta do sistema imune, contra o embrião humano.

Lactogênio humano placentário – aumenta a produção de insulina e IGF-1, aumenta a resistência a insulina e intolerância aos carboidratos.

Endógeno – Algo que cresce do interior para o exterior; que se origina no interior de um organismo, de um sistema ou se desenvolve pela influência de fatores externos.

Inibina – É um hormônio produzido pelos testículos no homem e pelos folículos ovarianos na mulher, cuja função principal é a inibição da produção de hormônio folículo-estimulante (FSH) pela hipófise.

Insulina – controla a ingestão de glicose, glicogênese e glicólise no fígado e

GLOSSÁRIO

músculo a partir da ingestão de lipídios no sangue e síntese de triglicérides nos adipócitos Outros efeitos anabólicos.

Somatomedina – efeito tipo insulina. Regula o crescimento e o desenvolvimento celular.

Nutracêutica – É considerada uma nova disciplina científica, resultado da combinação dos termos "nutrição" e "farmacêutica" que estuda os componentes fitoquímicos presentes nas frutas, legumes, vegetais e cereais para descobrir seus benefícios à saúde e possíveis curas de doenças.

Leptina – diminui o apetite e aumenta o metabolismo.

Hormônio luteinizante – Na mulher: ovulação. No homem: estimula produção de testosterona pela célula de Leydig.

Melanogênese – hormônio estimulante dos melanócitos na pele e cabelo.

Orexina – regular o aumento do gasto de energia, aumento do apetite.

Ocitocina – ejeção do leite das mamas aumenta contrações do útero.

Hormônio da paratireoide (paratormônio) – aumenta a concentração sérica de Ca2+ através de: aumento da reabsorção renal de Ca2+, aumento da absorção intestinal de Ca2+, liberação de Ca2+ dos ossos, diminui levemente a concentração sérica de fosfato: diminui a reabsorção renal de fosfato, aumenta liberação óssea de fosfato.

Peptídeo Inibidor Gástrico – Estimula a produção de Insulina pelas células beta do pâncreas.

Prolactina – hormônio que estimula a produção de leite.

Relaxina – É um hormônio produzido pelo corpo lúteo e pela placenta. Produz um amolecimento das articulações pélvicas e das suas cápsulas articulares, o que dá a flexibilidade necessária para o parto, pois provoca o remodelamento do tecido conjuntivo, o que diminui a união dos ossos da pelve e alarga o canal de passagem do feto. Tem ação importante no útero, por distendê-lo à medida que o bebê cresce.

Secretina – Secreção de bicarbonato pelo fígado, pâncreas e Glândulas de Brunner duodenais. Aumenta os efeitos da colecistocinina Interrompe a produção de suco gástrico.

Somatostatina – Inibe a liberação do GH e TRH pela adenoipófise, gastrina, colecistocinina, secretina, motilina, VIP, gastric inhibitory polypeptídio (GIP), enteroglucagon no aparelho digestivo.

Trombopoietina – produz plaquetas.

Cortisol – Estimula a gliconeogênese anti-inflamatório e imunosupressivo.

Aldosterona – Aumenta a volemia pela reabsorção de sódio nos rins (primariamente). Aumenta excreção de potássio e H+ pelos rins.

Testosterona Anabolismo: crescimento de massa muscular e força, aumenta a densidade e força óssea.

Virilização – maturação dos órgãos sexuais, formação da bolsa escrotal, voz mais grave, crescimento de barba e pelos na axila.

Dehidroepiandrosterona – virilização, anabolismo.

Androstenediona – Substrato para o estrogênio.

Diidrotestosterona – A di-hidrotestosterona (DHT), ou 5a-dihidrotestosterona (5a-DHT), também conhecida como androstanolona ou estanolona, é um esteroide sexual, androgênico e um hormônio endógeno. A enzima 5-alfarredutase catalisa a formação de DHT a partir da testosterona em certos tecidos, incluindo a glândula prostática, pele, folículos pilosos, fígado e cérebro. Esta enzima medeia a redução da ligação dupla C4-5 da testosterona.

Estrona – Hormônio estrogênico, produzido no ovário dos vertebrados, de funcionamento semelhante ao do estradiol.

Estriol – É um hormônio sexual feminino utilizado para problemas vaginais.

Progesterona – Manutenção da gravidez, converte o endométrio para a fase secretora, torna o muco cervical permeável aos espermatozoides, diminui a resposta imune contra o embrião, diminui a contratilidade do útero, inibe a lactação. Aumenta os níveis de EGF, aumenta a temperatura corporal durante a ovulação, previne o câncer de endométrio pela regulação do efeito do estrogênio.

Calcitriol – (1,25-diidroxicolecalciferol) - Forma ativa da vitamina D3, Mantém níveis adequados de cálcio no sangue: aumenta a absorção de cálcio e fosfato do trato gastrointestinal, minimiza a perda de cálcio pelos rins, mobiliza cálcio e fosfato dos ossos para o sangue. Inibe a liberação de PTH.

Calcidiol – (25-hidroxicolecalciferol) - Forma inativa da vitamina D3.

Prostaglandinas – São sinais químicos celulares lipídicos similares a hormônios, porém que não entram na corrente sanguínea, atuando apenas na própria célula e nas células vizinhas (resposta parácrina). São produzidos por quase todas as células, geralmente em locais de dano tecidual ou infecção, pois estão envolvidos em lidar com lesões e doenças.

Leucotrienos – São lipídios da família dos eicosanoides mediadores autócrinos e parácrinos derivados da via mediada pela lipo-oxigenase da cascata do ácido araquidônico. Os leucotrienos são extremamente potentes na constrição da musculatura lisa. Além disso, os leucotrienos participam nos processos de inflamação aguda, aumentando a permeabilidade vascular e favorecendo o edema da zona afetada.

GLOSSÁRIO

Prostaciclina – Também chamada de PGI2, é uma prostaglandina mediador eicosanoide sintetizado nas células endoteliais pela ação da enzima ciclo--oxigenase sobre o ácido araquidônico na via metabólica conhecida como cascata do ácido araquidónico. É um potente vasodilatador e inibidor da agregação plaquetária.

Tromboxano – É um membro da família de lipídeos chamada eicosanoides. É produzido nas plaquetas via troboxano-A sintase dos endoperóxidos produzidos pela ciclooxigenase (COX) a partir do ácido araquidônico, um conjunto de reações que faz parte da via metabólica da cascata do ácido araquidónico.

Hormônio liberador de prolactina – Liberação de prolactina pela adenoipófise.

Lipotropin – Lipólise e esteroidogênese, estimula melanócitos para produzir melanina.

Peptídio natriurético cerebral – (em menor grau que o ANP) reduz a pressão arterial por: redução da resistência vascular sistêmica, redução da água no sangue, sódio e gorduras.

Neuropeptídio Y – É uma das substâncias que fazem a comunicação entre os neurônios e pode ser considerado o principal estimulante da fome.

Histamina - estimula secreção de ácido gástrico.

Endotelina – São peptídeos que promovem constrição dos vasos sanguíneos e aumentam a pressão arterial. Elas normalmente são mantidas em equilíbrio por outros mecanismos, mas quando estão em altas concentrações, contribuem para a hipertensão arterial e doença cardíaca.

Polipeptídios pancreático – É um antagonista da colecistoquinina que serve para suprimir a secreção pancreática e estimula a secreção gástrica. Sua secreção em humanos é aumentada depois de uma refeição protéica, jejum, exercício e hipoglicemia aguda e é reduzida pela somatostatina e glicose intravenosa.

Renina – Ativa o sistema renina-angiotensina através da produção de angiotensina

Encefalina – Regula a dor.

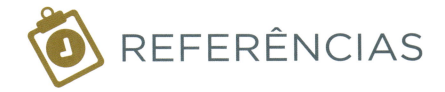

REFERÊNCIAS

AUGUSTO, Otavio. Expectativa de vida do brasileiro chega a 76 anos, a maior da história. **Correio Braziliense**, 25 jul. 2018. Disponível em: https://www.correiobraziliense.com.br/app/noticia/brasil/2018/07/25/interna-brasil,697305/expectativa-de-vida-do-brasileiro-chega-a-76-anos--a-maior-da-historia.shtml Acesso em: 9 out. 2018.

BARRY SEARS (2015) Dietas Anti-inflamatórias, Jornal do Colégio Americano de Nutrição, 34: sup1, 14-21, DOI: 10.1080 / 07315724.2015.1080105. Disponível em https://www.tandfonline.com/doi/abs/10.1080/07315724.2015.1080105

BARTKE A. Growth hormone and aging: a challenging controversy. Clin Interv Aging. 2008;3(4):659–665. Disponível em <https://www.ncbi.nlm.nih.gov/pmc/articles/PMC2682398/>

BELSKY DW, Caspi A, Houts R, et al. Quantification of biological aging in young adults. Proc Natl Acad Sci U S A. 2015;112(30):E4104–E4110. doi:10.1073/pnas.1506264112. Disponível em https://www.ncbi.nlm.nih.gov/pmc/articles/PMC4522793/

BUFORD TW. (Dis)Trust your gut: the gut microbiome in age-related inflammation, health, and disease. Microbiome. 2017;5(1):80. Published 2017 Jul 14. doi:10.1186/s40168-017-0296-0. Disponível em https://www.ncbi.nlm.nih.gov/pmc/articles/PMC5512975/

CELINA FRANCO, John Brandberg, Lars Lönn, Björn Andersson, Bengt-Åke Bengtsson, Gudmundur Johannsson, Growth Hormone Treatment Reduces Abdominal Visceral Fat in Postmenopausal Women with Abdominal Obesity: A 12-Month Placebo-Controlled Trial, The Journal of Clinical Endocrinology & Metabolism, Volume 90, Issue 3, 1 March 2005, Pages 1466–1474, https://doi.org/10.1210/jc.2004-1657. Disponível em https://academic.oup.com/jcem/article/90/3/1466/2836752

COHEN P, Bright GM, Rogol AD, Kappelgaard AM, Rosenfeld RG; American Norditropin Clinical Trials Group. Effects of dose and gender on the growth and growth factor response to GH in GH-deficient children: implications for efficacy and safety. J Clin Endocrinol Metab . 2002;87(1):90–98. Disponível em <https://academic.oup.com/jcem/article/87/1/90/2846658>.

DATO S, SOERENSEN M, De Rango F, Rose G, Christensen K, Christiansen L, Passarino G. The genetic component of human longevity: new insights from the analysis of pathway-based SNP-SNP interactions. Aging Cell . 2018;17(3):e12755. Disponível em <https://www.ncbi.nlm.nih.gov/pmc/articles/PMC5946073/> '

FECUNDIDAD, política de estado en una Cuba envejecida. **Cubanet**, [*S. l.*], p. 0-0, 25 jun. 2015. Disponível em: https://www.cubanet.org/actualidad-destacados/fecundidad-politica-de-estado-en-una-cuba-envejecida/ . Acesso em: 8 out. 2018.

GRUMAN, Gerald Joseph. *A history of ideas about the prolongation of life.* Springer Publishing Company, 2003.

HANS DE BOER, Geert-Jan Blok, Eduard A. van der Veen, Clinical Aspects of Growth Hormone Deficiency in Adults, Endocrine Reviews, Volume 16, Issue 1, 1 February 1995, Pages 63–86, https://doi.org/10.1210/edrv-16-1-63. Disponível em https://academic.oup.com/edrv/article-abstract/16/1/63/2548488?redirectedFrom=fulltext

HAYFLICK, Leonard. "How and why we age." *Experimental gerontology* 33.7-8 (1998): 639-653.

IBGE. Expectativa de vida do brasileiro sobe para 75,8 anos. **Agência de Notícias IBGE**, 1 dez. 2017. Disponível em: https://agenciadenoticias.ibge.gov.br/agencia-noticias/2012-agencia-de-noticias/noticias/18469-expectativa-de-vida-do-brasileiro-sobe-para-75-8-anos Acesso em: 13 ago. 2018.

JOHN Virapen is . . . the Big Pharma Insider. [*S. l.*], 2010. Disponível em: http://bigpharmainsider.com/ . Acesso em: 1 abr. 2019.

JR FISHMAN, Settersten RA Jr, Flatt MA. Na vanguarda da biomedicina? O curioso e contraditório caso da medicina antienvelhecimento. Sociol Health Illn . 2009; 32 (2): 197-210. doi: 10.1111 / j.1467-9566.2009.01212.x. Disponível em https://www.ncbi.nlm.nih.gov/pmc/articles/PMC3414193/

JUENGST, Eric T., et al. "Antiaging research and the need for public dialogue." (2003): 1323-1323. Disponível em http://www.sciencemag.org/cgi/pmidlookup?view=long&pmid=12610284

KAREN T. Coschigano, David Clemmons, Linda L. Bellush, John J. Kopchick, Assessment of Growth Parameters and Life Span of GHR/BP Gene-Disrupted Mice, Endocrinology, Volume 141, Issue 7, 1 July 2000, Pages

2608–2613, https://doi.org/10.1210/endo.141.7.7586. Disponível em https://academic.oup.com/endo/article/141/7/2608/2988873

LAPHAM K, Kvale MN, Lin J, et al. Automated Assay of Telomere Length Measurement and Informatics for 100,000 Subjects in the Genetic Epidemiology Research on Adult Health and Aging (GERA) Cohort. Genetics. 2015;200(4):1061–1072. doi:10.1534/genetics.115.178624. Disponível em https://www.ncbi.nlm.nih.gov/pmc/articles/PMC4574243/

LIU H, Bravata DM, Olkin I, Nayak S, Roberts B, Garber AM, et al. Systematic Review: The Safety and Efficacy of Growth Hormone in the Healthy Elderly. Ann Intern Med. 2007;146:104–115. doi: 10.7326/0003-4819-146-2-200701160-00005. Disponível em <https://annals.org/aim/article-abstract/732002/systematic-review-safety-efficacy-growth-hormone-healthy-elderly?volume=146&issue=2&page=104 >

LOCKETT, Betty A. Aging, politics, and research: Setting the federal agenda for research on aging. New York: Springer, 1983

AGUIAR-OLIVEIRA, Manuel H, Andrzej Bartke, Growth Hormone Deficiency: Health and Longevity, Endocrine Reviews, Volume 40, Issue 2, April 2019, Pages 575–601, https://doi.org/10.1210/er.2018-00216. Disponível em https://academic.oup.com/edrv/article/40/2/575/5253327

MASORO, Edward J., and Steven N. Austad, eds. Handbook of the Biology of Aging. Academic press, 2010.

MATYJASZEK-Matuszek B, Lenart-Lipińska M, Woźniakowska E. Clinical implications of vitamin D deficiency. Prz Menopauzalny. 2015;14(2):75–81. doi:10.5114/pm.2015.52149. Disponível em https://www.ncbi.nlm.nih.gov/pmc/articles/PMC4498026/

MILLER RA. Extending life: scientific prospects and political obstacles. Milbank Q. 2002;80(1):155–174. doi:10.1111/1468-0009.00006. Disponível em https://www.ncbi.nlm.nih.gov/pmc/articles/PMC2690099/

MILLER, R. A. (1997), When Will The Biology of Aging Become Useful? Future Landmarks in Biomedical Gerontology. Journal of the American Geriatrics Society, 45: 1258-1267. doi:10.1111/j.1532-5415.1997.tb03781.x Disponível em https://onlinelibrary.wiley.com/doi/full/10.1111/j.1532-5415.1997.tb03781.x?sid=nlm%3Apubmed

MUNDO terá 2 bilhões de idosos em 2050; OMS diz que 'envelhecer bem deve ser prioridade global'. **Organização das Nações Unidas (ONU)**, [S. l.], p. 0-0, 7 nov. 2014. Disponível em: https://nacoesunidas.org/mundo-tera-2-bilhoes-de-idosos-em-2050-oms-diz-que-envelhecer-bem-deve-ser-prioridade-global/ . Acesso em: 4 set. 2018.

NAEEM Z. Vitamin d deficiency- an ignored epidemic. Int J Health Sci (Qassim). 2010;4(1):V–VI. Disponível em https://www.ncbi.nlm.nih.gov/pmc/articles/PMC3068797/

NORVAL, M. and Wulf, H. (2009), Does chronic sunscreen use reduce vitamin D production to insufficient levels?. British Journal of Dermatology, 161: 732-736. doi:10.1111/j.1365-2133.2009.09332.x. Disponível em https://onlinelibrary.wiley.com/doi/full/10.1111/j.1365-2133.2009.09332.x

OLSHANSKY SJ1, Carnes BA, Cassel C. In search of Methuselah: estimating the upper limits to human longevity. Science. 1990 Nov 2;250(4981):634-40. Disponível em https://www.ncbi.nlm.nih.gov/pubmed/2237414

POLLOCK, R. D., Carter, S. , Velloso, C. P., Duggal, N. A., Lord, J. M., Lazarus, N. R. and Harridge, S. D. (2015), An investigation into the relationship between age and physiological function in highly active older adults. J Physiol, 593: 657-680. doi:10.1113/jphysiol.2014.282863. Disponivel em: https://physoc.onlinelibrary.wiley.com/doi/full/10.1113/jphysiol.2014.282863

INFORMAÇÕES SOBRE NOSSAS PUBLICAÇÕES
E ÚLTIMOS LANÇAMENTOS

 FACEBOOK.COM/EDITORAPANDORGA

 TWITTER.COM/EDITORAPANDORGA

WWW.EDITORAPANDORGA.COM.BR

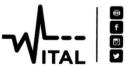

editorapandorga.com.br
/editorapandorga
@pandorgaeditora
@editorapandorga